·执业医师资格考试通关系列·

中西医结合执业助理医师资格考试通关要卷

（医学综合）

吴春虎　主　编

阿虎医考研究组　组织编写

全国百佳图书出版单位

中国中医药出版社

·北　京·

图书在版编目（CIP）数据

中西医结合执业助理医师资格考试通关要卷/吴春虎主编. —北京：中国中医药出版社，2023. 12

（执业医师资格考试通关系列）

ISBN 978 - 7 - 5132 - 8412 - 7

Ⅰ.①中… Ⅱ.①吴… Ⅲ.①中西医结合 - 资格考试 - 习题集 Ⅳ.①R2 - 031

中国国家版本馆 CIP 数据核字（2023）第 177534 号

中国中医药出版社出版

北京经济技术开发区科创十三街 31 号院二区 8 号楼

邮政编码　100176

传真　010 - 64405721

河北省武强县画业有限责任公司印刷

各地新华书店经销

开本 787 × 1092　1/16　印张 7.25　字数 202 千字

2023 年 12 月第 1 版　2023 年 12 月第 1 次印刷

书号　ISBN 978 - 7 - 5132 - 8412 - 7

定价　49.00 元

网址　www. cptcm. com

服 务 热 线　010 - 64405510

购 书 热 线　010 - 89535836

维 权 打 假　010 - 64405753

微信服务号　zgzyycbs

微商城网址　https://kdt. im/LIdUGr

官 方 微 博　http://e. weibo. com/cptcm

天猫旗舰店网址　https://zgzyycbs. tmall. com

如有印装质量问题请与本社出版部联系(010 - 64405510)

使用说明

为进一步贯彻国家卫生健康委员会及国家中医药管理局关于执业医师资格考试的有关精神，进一步落实执业医师资格考试的目标要求，国家中医药管理局中医师资格认证中心颁布了 2020 版《执业医师资格考试大纲》。

为了配合新大纲的实施，帮助考生顺利通过考试，我们组织高等中医药院校相关学科的优秀教师团队，依据 2020 版大纲的最新要求，编写了相应的执业医师资格考试通关系列丛书。

本书为执业医师资格考试通关系列丛书中的一种。经深入解读大纲、剖析历年真题，根据真卷题量及学科分布设计，力求给考生还原最真实的执业医师考试环境，使考生在备考时对考试的整体情况有一个全面的认识和把握。本书供考生考前自测，在阶段性复习和临考前全面了解自己对知识的掌握情况，做到查缺补漏、有的放矢，并通过练习熟悉考试科目分布，控制考试时间。随书配有 3 小时的习题精讲视频供考生观看复习。

目　　录

医师资格考试通关要卷(一)

(医学综合)

中西医结合执业助理医师

考生姓名: _____

准考证号: _____

考　　点: _____

考 场 号: _____

A1 型选择题(1~60题)

> **答题说明**
>
> 每一道试题下面有 A、B、C、D、E 五个备选答案。请从中选择一个最佳答案。

1. 同病异治之"异",是指
   A. 证候之异
   B. 病因之异
   C. 病因和证候之异
   D. 病因和病位之异
   E. 病性和病位之异

2. 属于"阳中之阴"的是
   A. 前半夜
   B. 下午
   C. 上午
   D. 中午
   E. 后半夜

3. 五行中,"金"的"所胜"之行是
   A. 火
   B. 水
   C. 土
   D. 木
   E. 金

4. 具有体阴而用阳特性的脏是
   A. 肝
   B. 心
   C. 脾
   D. 肺
   E. 肾

5. 下列各项,其关系表现为"精血同源"的是
   A. 心与脾
   B. 肝与肾
   C. 肝与脾
   D. 脾与肾
   E. 心与肾

6. 下列各项,其性干涩,易伤津液的邪气是
   A. 风
   B. 寒
   C. 暑
   D. 湿
   E. 燥

7. "实"的病机是
   A. 邪盛正衰同时存在
   B. 邪气亢盛,正气未衰
   C. 正气旺盛,抗邪有力
   D. 正气旺盛,邪气不盛
   E. 邪气已退,正气未复

8. 补阳时适当配伍补阴药称为
   A. 阴中求阳
   B. 阳中求阴
   C. 阴病治阳
   D. 阳病治阴
   E. 阳病治阳

9. 全目赤肿是因
   A. 脾胃湿热
   B. 肝经风热
   C. 心脾积热
   D. 肺热壅盛
   E. 肾经虚火

10. 舌淡胖嫩,苔白滑润者,多属
    A. 阳虚水泛
    B. 湿热内蕴
    C. 外感风热
    D. 气血两虚
    E. 痰瘀阻络

11. 病人口气腐臭或吐脓血,其临床意义是
    A. 牙疳
    B. 内有脓肿
    C. 胃热
    D. 口腔不洁
    E. 龋齿

12. 表现为绷急弹指,如牵绳转索的脉象是
    A. 濡脉
    B. 紧脉
    C. 革脉
    D. 散脉
    E. 洪脉

13. 阴虚证的特征是
    A. 日晡潮热
    B. 身热不扬
    C. 两颧潮红

D. 口渴引饮

E. 便秘口臭

14. 真寒假热证产生的机理是

    A. 阴盛格阳

    B. 阳盛格阴

    C. 阴不敛阳

    D. 阳不敛阴

    E. 表热里寒

15. 血瘀证疼痛的特点是

    A. 胀痛

    B. 冷痛

    C. 灼痛

    D. 刺痛

    E. 掣痛

16. 肾精不足、肾气不固、肾虚水泛证的共同表现是

    A. 腰膝酸软

    B. 眩晕耳鸣

    C. 梦遗失精

    D. 精神倦怠

    E. 浮肿少尿

17. 半夏与陈皮合用可以增强燥湿化痰的作用，这种配伍关系是

    A. 相畏

    B. 相杀

    C. 相须

    D. 相使

    E. 相恶

18. 具有清热解毒、利咽、消肿之功的药物是

    A. 山豆根

    B. 菊花

    C. 牛蒡子

    D. 薄荷

    E. 射干

19. 芒硝的功效是

    A. 泻下攻积，润燥软坚，清热消肿

    B. 泻下寒积，清热消肿

    C. 养血润肠，清热消肿

    D. 养阴通便，清热消肿

    E. 壮阳通便，清热消肿

20. 治疗脘腹冷痛，呕吐，泄泻，应选用的药物是

    A. 丁香

    B. 小茴香

C. 细辛

D. 高良姜

E. 代赭石

21. 既治食积腹痛，又治疝气痛的药物是

    A. 麦芽

    B. 香附

    C. 神曲

    D. 山楂

    E. 鸡内金

22. 既能镇惊安神，平肝潜阳，又能聪耳明目，纳气平喘的药物是

    A. 磁石

    B. 龙骨

    C. 牡蛎

    D. 朱砂

    E. 琥珀

23. 下列各项中，除哪项外均是桂枝汤的组成药物

    A. 麻黄

    B. 芍药

    C. 生姜

    D. 大枣

    E. 炙甘草

24. 清营汤主治证中身热的特点是

    A. 午后身热

    B. 身热夜甚

    C. 夜热早凉

    D. 入暮发热

    E. 身热烦扰

25. 以降逆化痰、益气和胃为主要功用的方剂是

    A. 半夏厚朴汤

    B. 半夏泻心汤

    C. 苏子降气汤

    D. 旋覆代赭汤

    E. 吴茱萸汤

26. 治疗久咳伤肺，气阴两虚的最佳方剂是

    A. 麦门冬汤

    B. 生脉散

    C. 百合固金汤

    D. 参苓白术散

    E. 养阴清肺汤

27. 治疗脾虚肝郁，湿浊带下，舌淡苔白，脉濡缓者，宜选用

A.平胃散

B.逍遥散

C.柴胡疏肝散

D.完带汤

E.萆薢分清饮

28. **半夏厚朴汤的功用是**

A.行气降逆,燥湿化痰

B.降逆止呕,下气除满

C.行气散结,降逆化痰

D.行气消痞,燥湿除满

E.行气降逆,散满宽胸

29. **以下哪项不是天枢穴的主治病证**

A.腹痛

B.水肿

C.痛经

D.腹泻

E.便秘

30. **位于腕背横纹上2寸,尺骨与桡骨正中间的腧穴是**

A.内关

B.外关

C.列缺

D.支沟

E.养老

31. **除泌尿系病证外,中极穴还常用于治疗**

A.心肺疾患

B.脾胃病证

C.肠腑病证

D.前、后阴病

E.妇科病证

32. **常用救治昏迷、晕厥、高热的腧穴是**

A.百会

B.十宣

C.印堂

D.大椎

E.关元

33. **属于行针基本手法的是**

A.循法

B.弹法

C.刮法

D.提插法

E.震颤法

34. **下列各项中,不属于对症选穴的是**

A.落枕取外劳宫

B.目赤取耳尖

C.发烧取大椎

D.痛经取次髎

E.肝阳上亢取太冲

35. **针灸治疗腰痛的主穴是**

A.阿是穴、肾俞、太溪

B.委中、昆仑、太溪

C.阿是穴、大肠俞、委中

D.阿是穴、背俞穴、太溪

E.命门、昆仑、委中

36. **呕血与黑便最常见于**

A.胃底食管静脉曲张破裂

B.十二指肠炎

C.慢性胃炎

D.急性胃黏膜病变

E.消化性溃疡

37. **下列各项,可引起腹痛伴休克的是**

A.溃疡性结肠炎

B.肝破裂

C.慢性胰腺炎

D.胃癌

E.急性阑尾炎

38. **甲状腺功能减退病人可见的面容是**

A.苦笑面容

B.无欲貌

C.满月面容

D.肢端肥大面容

E.黏液水肿面容

39. **可引起肝浊音界消失的疾病是**

A.急性胃炎

B.急性胆囊炎

C.急性胰腺炎

D.急性阑尾炎

E.胃溃疡穿孔

40. **下列可引起中性粒细胞减少的疾病是**

A.脾功能亢进

B.急性心肌梗死后1~2天

C.急性溶血

D.肺吸虫病

E.急性细菌性肺炎

41. 下列对诊断原发性肝癌最有意义的指标是
    A. AST
    B. γ - GT
    C. ALT
    D. AFP
    E. ALP

42. 前间壁心肌梗死特征性心电图改变出现的导联是
    A. V_1、V_2、V_3
    B. V_1、V_2、V_3、V_4、V_5
    C. V_3、V_4、V_5
    D. V_5、Ⅰ、aVL
    E. Ⅱ、Ⅲ、aVF

43. 右房肥大的心电图表现为
    A. P波呈双峰状
    B. P波增宽
    C. P波出现切迹
    D. P波尖锐高耸
    E. P波低平

44. 下列关于十二指肠球部溃疡的间接征象描述,错误的是
    A. 激惹征
    B. 幽门痉挛,开放延迟
    C. 胃酸分泌增多和胃张力及蠕动方面的改变
    D. 十二指肠球部狭窄,通过缓慢、受阻
    E. 球部固定压痛

45. 全身麻醉前给药,应选用的药物是
    A. 毛果芸香碱
    B. 新斯的明
    C. 毒扁豆碱
    D. 阿托品
    E. 地西泮

46. 高血压合并消化性溃疡者宜选用的药物是
    A. 可乐定
    B. 甲基多巴
    C. 肼屈嗪
    D. 利血平
    E. 胍乙啶

47. 阿司匹林的不良反应不包括
    A. 诱发溃疡出血
    B. 诱发哮喘
    C. 过敏反应

    D. 凝血障碍
    E. 心律失常

48. 下列关于氢氯噻嗪的临床应用,错误的是
    A. 尿崩症
    B. 轻度高血压
    C. 心源性水肿
    D. 糖尿病伴轻度高血压
    E. 特发性高尿钙

49. 下列关于氨茶碱药理作用的描述,错误的是
    A. 拮抗腺苷的作用
    B. 增加膈肌的收缩力
    C. 促进肾上腺素释放
    D. 抑制磷酸二酯酶的活性
    E. 增加腺苷酸环化酶的活性

50. 能显著降低餐后血糖的降糖药是
    A. 氯磺丙脲
    B. 罗格列酮
    C. 甲苯磺丁脲
    D. 二甲双胍
    E. 阿卡波糖

51. 流感的潜伏期一般是
    A. 24 小时
    B. 1～3 日
    C. 3～5 日
    D. 5～10 日
    E. 2 周

52. HIV 主要感染的细胞是
    A. $CD4^+T$ 淋巴细胞
    B. B 淋巴细胞
    C. 单核细胞
    D. 神经胶质细胞
    E. 直肠黏膜上皮细胞

53. 下列关于流行性出血热少尿期治疗原则的叙述,错误的是
    A. 每日补液量为前日的出量加 500mL
    B. 无消化道出血时可进行导泻疗法
    C. 腹膜或血液透析
    D. 促进利尿
    E. 饮食宜高糖、高维生素、高蛋白

54. 下列各项,不属伤寒典型表现的是
    A. 发热
    B. 皮疹

C. 腹泻

D. 脾肿大

E. 表情淡漠

55. 细菌性痢疾的确诊依据是

　　A. 粪培养阳性

　　B. 粪便镜检有大量脓细胞

　　C. 粪检有巨噬细胞

　　D. 粪便免疫学检查抗原阳性

　　E. 典型细菌性痢疾临床症状

56. 下列关于霍乱患者静脉补液的说法,不正确的是

　　A. 早期,快速,足量

　　B. 先盐后糖

　　C. 及时补碱

　　D. 积极补钾

　　E. 先快后慢

57. 不符合无伤原则的是

　　A. 对症下药,合理配伍

　　B. 避免操作失误造成医疗伤害

　　C. 对孕妇行 X 线检查且未告知可能的风险

　　D. 适当地限制约束精神病人的自由

　　E. 选择受益最大伤害最小的治疗方案

58. 临床科研道德实施中科研设计要求应具有

　　A. 科学性、可行性、实践性

　　B. 严格性、合理性、可行性

　　C. 实践性、严格性、可行性

　　D. 理论性、客观性、合理性

　　E. 学术性、可行性、科学性

59. 法律效力仅次于宪法的卫生法渊源是

　　A. 卫生自治条例

　　B. 卫生法律

　　C. 卫生国际条约

　　D. 卫生部门规章

　　E. 卫生行政法规

60. 医疗卫生机构和有关单位发现有突发卫生事件情形的,向所在地卫生行政主管部门报告的时限要求是在发现

　　A. 6 小时后

　　B. 4 小时后

　　C. 3 小时后

　　D. 2 小时后

　　E. 2 小时内

A2 型选择题(61~98 题)

答题说明

　　每一道试题是以一个小案例出现的,其下面都有 A、B、C、D、E 五个备选答案。请从中选择一个最佳答案。

61. 患者,男,48 岁。畏冷,肢凉,口淡不渴,小便清长,大便稀薄,面色白,舌淡胖,苔白滑。其辨证是

　　A. 阳虚证

　　B. 阴虚证

　　C. 寒证

　　D. 热证

　　E. 阴阳两虚证

62. 患者,女,54 岁。面色淡白,神疲乏力,气短懒言,食少纳呆,面色晦滞,局部青紫、肿胀、刺痛不移而拒按,舌淡紫有瘀点,脉细涩。其辨证是

　　A. 气滞血瘀证

　　B. 气滞证

　　C. 气虚血瘀证

　　D. 血瘀证

　　E. 血虚证

63. 患者泻痢日久,头晕眼花,脱肛,气短疲乏,脘腹坠胀,舌淡,脉虚。属于

　　A. 气虚证

　　B. 气陷证

　　C. 气脱证

　　D. 气滞证

　　E. 气逆证

64. 久病患者,纳食减少,疲乏无力,腹部胀满,但时有缓减,腹痛而喜按,舌胖嫩而苔润,脉细弱而无力。其病机是

　　A. 真实假虚

　　B. 真实病证

　　C. 真虚假实

　　D. 真虚病证

　　E. 虚中夹实

65. 患者发热恶热,口渴喜饮,汗多,小便短黄,气短,

神疲,肢体困倦,舌红苔黄,脉虚数。属于

A. 风淫证

B. 燥淫证

C. 火淫证

D. 暑淫证

E. 湿淫证

66. 患者足胫、下肢先肿,渐至全身,腰以下肿甚,按之凹陷难复,小便短少,舌淡胖,苔白滑,脉濡缓。属于

A. 阴水

B. 阳水

C. 水停证

D. 悬饮

E. 痰证

67. 患者身热,不恶寒反恶热,烦渴喜冷饮,神昏谵语,便秘溲赤,手足逆冷,舌红,苔黄而干,脉沉数有力。属于

A. 表寒里热

B. 表热里寒

C. 真热假寒

D. 真寒假热

E. 上热下寒

68. 患者,女,36 岁。咳喘,伴胸闷心悸,咯痰清稀,面白神疲,乏力,唇舌淡紫。其辨证是

A. 心肺气虚证

B. 饮停胸胁证

C. 肺肾气虚证

D. 心脉瘀阻证

E. 肺气虚证

69. 患者,女,22 岁。形体消瘦,下肢皮肤经常出现紫斑,伴神疲乏力,纳呆,腹胀,便溏,舌淡嫩,脉细弱。属于

A. 脾不统血

B. 阳衰寒凝

C. 热迫血分

D. 外感风邪

E. 气滞血瘀

70. 患者,女,47 岁。月经淋漓 1 年余,面色淡白无华,神疲乏力,气短懒言,眩晕心悸,舌淡,脉细弱。其面色表现属于

A. 脾胃虚弱

B. 阴寒凝滞

C. 阳气暴脱

D. 阳气不足

E. 气血不足

71. 患者,男,68 岁,哮喘病史 18 年。1 个月前感冒后咳嗽一直未愈,现咳喘无力,动则尤甚,神疲,声低懒言,腰酸,耳鸣,咳则有尿液溢出,舌淡胖,苔白滑,脉沉细。属于

A. 肺气虚

B. 肺脾气虚

C. 中气下陷

D. 寒饮阻肺

E. 肺肾气虚

72. 患者,男,23 岁。因过食生冷,胃脘部剧烈疼痛,呕吐清水,四肢不温,面色苍白,大便稀溏,舌苔白滑,脉沉紧。属于

A. 胃阳不足

B. 脾阳亏虚

C. 寒凝胃脘

D. 寒湿犯胃

E. 脾胃湿热

73. 患者,男,32 岁。近日因工作不顺心,大量饮酒,突发耳鸣,声大如潮,按之不减,烦躁易怒,口苦,舌红苔黄,脉弦数。属于

A. 阴虚火旺

B. 肝胆火盛

C. 肝肾阴虚

D. 肾精亏损

E. 心火亢盛

74. 患者,女,54 岁。2 天前受风后出现左侧面部麻木,额纹变浅,眼裂变大,鼻唇沟变浅,舌淡,苔薄白。针刺面部穴位应采用

A. 直刺深刺

B. 多穴重刺

C. 轻刺浅刺

D. 提插泻法

E. 电针强刺激

75. 患者,男,37 岁。胃脘隐痛,喜按喜暖,兼泛吐清水,便溏,舌淡苔薄,脉虚弱。治疗除主穴外,应加取

A. 梁门、下脘

B. 期门、太冲

C. 膈俞、三阴交

D. 胃俞、三阴交、内庭

E. 关元、脾俞、胃俞

76. 患者,女,38 岁。肘关节肌肉酸痛重着不移 2 个月,伴有肿胀,肌肤麻木不仁,阴雨天加重,苔白腻,脉濡缓。针灸治疗除主穴外,应加取

A. 膈俞、血海

B. 曲池、尺泽

C. 曲池、大椎

D. 肾俞、关元

E. 足三里、阴陵泉

77. 患者,女,56 岁。经常寐而易醒,伴心悸健忘,面色无华,纳差倦怠,舌淡,脉细弱。针灸治疗除主穴外,应加取

A. 行间、侠溪

B. 心俞、脾俞

C. 心俞、胆俞

D. 太溪、肾俞

E. 足三里、内关

78. 患者,男,42 岁。哮喘反复发作 5 年,本次发作喘促不能平卧,咳痰清稀,无汗,头痛,脉浮紧。治疗应首选

A. 膻中、太渊、太溪、肾俞

B. 膻中、列缺、肺俞、尺泽

C. 肺俞、风门、丰隆、太渊

D. 天突、定喘、尺泽、膻中

E. 膏肓、肾俞、太溪、丰隆

79. 患儿,女,6 岁。白天小便频而量少,夜晚睡中遗尿,面白,气短,便溏,舌淡苔白,脉细。针灸治疗除主穴外,应加取

A. 百会、神门

B. 阳陵泉、行间

C. 肾俞、命门、太溪

D. 脾俞、肾俞、足三里

E. 气海、肺俞、足三里

80. 患者,男,30 岁。因夜吹风扇,晨起出现右颈项痛,转动受限,并向同侧肩部放射。针灸治疗除主穴外,宜选取

A. 血海、膈俞、肩髃

B. 合谷、曲池、大椎

C. 风池、内关、肩井

D. 风池、合谷、肩髃

E. 大椎、束骨、天宗

81. 患者,女,42 岁。晨起洗脸后面部突然针刺样疼痛,痛时面部肌肉抽搐,伴面色潮红,眼部疼痛、流泪。治疗除取主穴外,还应选取的是

A. 巨髎、颧髎

B. 承浆、颊车

C. 曲池、大椎

D. 风门、头维

E. 攒竹、阳白

82. 患者,女,45 岁。在针刺中突然出现头晕目眩,多汗,四肢发冷,脉沉细。首选的处理方法是

A. 停止针刺,立即起针

B. 速饮糖水

C. 针刺百会

D. 针刺水沟

E. 灸足三里、关元

83. 患者大便不通 1 周,伴腹中胀痛,胸胁痞满,苔薄腻,脉弦。治疗应选

A. 大肠的募穴、足阳明、足少阳经穴

B. 大肠的背俞穴、手阳明经穴

C. 大肠的背俞穴、募穴及下合穴

D. 大肠的下合穴、足阳明经穴

E. 大肠的募穴、足阳明、足太阴经穴

84. 患者,女,63 岁。肩部酸痛、活动受限 1 年,常因劳累而加重,现上举、外展均受限,肩部喜温喜按,伴头晕乏力,舌质淡,苔薄白,脉细弱。针灸治疗本病,除取肩部穴位外,还应选取

A. 合谷、风池

B. 内关、膈俞

C. 太冲、行间

D. 曲池、血海

E. 足三里、气海

85. 患者,女,30 岁。有偏头痛病史 3 年,头目昏重,神疲乏力,面色不华,用脑过度则加重,舌质淡,脉细弱。针灸治疗应以

A. 督脉、足阳明、足少阳经穴以及局部穴为主

B. 足少阴肾经、手足少阳经穴以及局部穴为主

C. 足太阴脾经、手足少阳经穴以及局部穴为主

D. 手足少阳经、足太阳膀胱经穴以及局部穴为主

E. 手足少阳经、足厥阴肝经穴以及局部穴为主

86. 患者,男,59 岁。腰部疼痛,每遇天气变化时加重,有时甚至不可俯仰,舌淡,脉紧。针灸时以

A. 手足太阳经和夹脊穴为主

B. 手足阳明经和足太阳经为主

C. 手足少阳经和手足阳明经为主

D. 局部阿是穴及足太阳经穴为主

E. 手足阳明经和肝经为主

87. 患者，男，43 岁。两耳轰鸣，按之不减，听力减退，兼见烦躁易怒，咽干，便秘，脉弦。治疗应首选

A. 手足太阴经穴

B. 手足少阴经穴

C. 手足少阳经穴

D. 手阳明经穴

E. 足太阳经穴

88. 患者，男，30 岁。右上齿痛 2 天，伴龈肿，口渴口臭，便秘，脉滑数。针灸治疗除取合谷、颊车、下关外，还可选

A. 行间

B. 内庭

C. 外关

D. 太溪

E. 太冲

89. 患者，男，36 岁。后腰肾区突发绞痛，并向同侧阴囊、大腿内侧放射，兼有小便时有中断，尿血，舌红苔黄腻，脉弦滑。针灸治疗主选

A. 肾俞、膀胱俞、中极、合谷、委阳、阴陵泉、三阴交

B. 肾俞、膀胱俞、中极、气海、关元、阴陵泉、三阴交

C. 肾俞、膀胱俞、中极、内关、承浆、三阴交

D. 肾俞、膀胱俞、中极、阳陵泉、三阴交

E. 肾俞、膀胱俞、中极、太溪、委阳

90. 患者，男，55 岁。突发心痛，大汗淋漓，气促息微，四肢厥冷，唇甲泛青，舌淡红苔薄白，脉沉细微。针灸治疗除主穴外，还应取

A. 心俞、至阳

B. 心俞、神阙

C. 太冲、血海

D. 中脘、丰隆

E. 神阙、至阳

91. 患者，男，40 岁。突发胃痛，呕吐，腹胀，腹泻。治疗应首选

A. 足三里

B. 关元

C. 命门

D. 大椎

E. 肾俞

92. 患者，女，50 岁。因恼怒致胃脘胀痛，嗳气，呕酸，舌苔薄白，脉弦。依据"近部取穴"的原则，治疗应首选

A. 足三里

B. 膻中

C. 太冲

D. 天枢

E. 中脘

93. 患者突然出现右半身活动不利，舌强语謇，兼眩晕头痛，烦躁，舌红，苔黄，脉弦而有力。针灸治疗除选主穴外，还应加用

A. 丰隆、合谷

B. 曲池、内庭

C. 太冲、太溪

D. 足三里、气海

E. 太溪、风池

94. 患者，女，48 岁。肩周疼痛，以肩后部为重，疼痛拒按，除肩部穴外，还应选取的是

A. 手太阳小肠经穴

B. 手阳明大肠经穴

C. 手少阳三焦经穴

D. 足少阳胆经穴

E. 足太阳膀胱经穴

95. 患者，女，45 岁。患者头痛 2 周，加重 2 天，疼痛呈持续性，以前额及两颞部疼痛为主，眠差，舌淡红，苔薄白。按头痛部位辨证属哪条经脉

A. 阳明头痛、厥阴头痛

B. 阳明头痛、太阳头痛

C. 阳明头痛、少阳头痛

D. 少阳头痛、太阳头痛

E. 少阴头痛、太阳头痛

96. 患者，男，24 岁。颈项强痛，活动受限，头向患侧倾斜，项背牵拉痛，颈项部压痛明显，兼见恶风畏寒。治疗除选取主穴外，还应选

A. 内关、外关

B. 肩井、后溪

C. 列缺、合谷

D. 血海、阴陵泉

E. 肾俞、关元

97. 患者,女,23 岁。患者每逢经期少腹疼痛,以胀痛和刺痛为主,按之不舒,舌质暗红,苔薄黄,脉弦。根据患者的症状及舌脉表现其属于
A. 寒凝胞脉
B. 气血不足
C. 气滞血瘀
D. 冲任失调
E. 肝郁气滞

98. 患者,男,68 岁。家属代诉:患者于今日下午外出散步,突然昏仆,不省人事,半身不遂,目合口张,鼻鼾息微,遗尿,汗出,四肢厥冷,脉细弱。治疗应首选
A. 督脉经穴,灸法
B. 手厥阴经、督脉和任脉经穴,针灸并用
C. 背俞穴,灸法
D. 足阳明经穴,灸法
E. 足厥阴经穴,针刺用泻法

B1 型选择题(99 ~ 150 题)

答题说明

以下提供若干组考题,每组考题共用在考题前列出的 A、B、C、D、E 五个备选答案。请从中选择一个最佳答案。某个备选答案可能被选择一次、多次或不被选择。

A. 阳中之阳
B. 阳中之阴
C. 阴中之阴
D. 阴中之阳
E. 阴中至阴

99. 在昼夜的阴阳属性中,下午属于
100. 在五脏部位的阴阳属性中,肝属于

A. 酸
B. 苦
C. 甘
D. 辛
E. 咸

101. 五味中属"水"的是
102. 五味中属"木"的是

A. 心
B. 肺
C. 脾
D. 肝
E. 肾

103. 主血脉的脏是
104. 主升清的脏是

A. 实热证
B. 实寒证
C. 虚热证

D. 虚寒证
E. 真热假寒证

105. 阳虚所致的证候是
106. 阴盛所致的证候是

A. 神志清楚,两目有神
B. 神志清醒,颧赤如妆
C. 神昏谵语,循衣摸床
D. 精神不振,倦怠乏力
E. 形体羸瘦,精神萎靡

107. 实证失神的表现是
108. 少神的表现是

A. 滑脉
B. 弦脉
C. 洪脉
D. 沉脉
E. 濡脉

109. 食积内停的脉象是
110. 痰湿内停的脉象是

A. 白芷
B. 羌活
C. 藁本
D. 蔓荆子
E. 辛夷

111. 治疗外感风寒之眉棱骨痛,应选用的药物是

112. 治疗外感风寒之颠顶头痛,应选用的药物是

  A. 清热泻火,除烦止渴

  B. 清热泻火,滋阴润燥

  C. 清热生津,除烦止呕

  D. 清热生津,消肿排脓

  E. 泻火除烦,清热利湿,凉血解毒

113. 石膏具有的功效是

114. 栀子具有的功效是

  A. 陈皮

  B. 青皮

  C. 枳实

  D. 香附

  E. 乌药

115. 具有破气消积、化痰除痞功效的药物是

116. 具有疏肝理气、调经止痛功效的药物是

  A. 细辛、黄芩

  B. 白芍、生地

  C. 白术、白芷

  D. 厚朴、枳实

  E. 人参、干姜

117. 半夏泻心汤的组成药物中含有

118. 九味羌活汤的组成药物中含有

  A. 白虎汤

  B. 清营汤

  C. 竹叶石膏汤

  D. 青蒿鳖甲汤

  E. 黄连解毒汤

119. 身热夜甚,神烦少寐,时有谵语,脉数,舌绛而干者。治宜选用

120. 发热盗汗,面赤心烦,口干唇燥,大便干结,小便黄赤,舌红脉数者。治宜选用

  A. 补肾宁心,益智安神

  B. 养血安神,清热除烦

  C. 滋阴清热,养血安神

  D. 镇心安神,泻火养阴

  E. 养心安神,和中缓急

121. 天王补心丹的功用是

122. 酸枣仁汤的功用是

  A. 在脊柱区,第3胸椎棘突下,后正中线旁开1.5寸

  B. 在脊柱区,第5胸椎棘突下,后正中线旁开1.5寸

  C. 在脊柱区,第6胸椎棘突下,后正中线旁开1.5寸

  D. 在脊柱区,第7胸椎棘突下,后正中线旁开1.5寸

  E. 在脊柱区,第9胸椎棘突下,后正中线旁开1.5寸

123. 心俞穴的定位是

124. 肝俞穴的定位是

  A. 风门、列缺

  B. 印堂、内庭

  C. 曲池、大椎

  D. 太溪、太冲

  E. 中脘、丰隆

125. 治疗风寒头痛宜取

126. 治疗风热头痛宜取

  A. 稽留热

  B. 弛张热

  C. 间歇热

  D. 回归热

  E. 波状热

127. 疟疾常出现的热型是

128. 伤寒常出现的热型是

  A. 肺脓肿

  B. 肺气肿

  C. 肺不张

  D. 气胸

  E. 肺实变

129. 患侧呼吸活动度减弱伴叩诊为浊音,呼吸音消失者,见于

130. 患侧呼吸活动度减弱伴叩诊为鼓音,呼吸音消失者,见于

  A. 脓血便

B. 鲜血便

C. 柏油样便

D. 白陶土样便

E. 稀糊状便

131. 阻塞性黄疸可出现

132. 上消化道出血可出现

A. 呋塞米

B. 甘露醇

C. 螺内酯

D. 氢氯噻嗪

E. 高渗葡萄糖

133. 尿崩症病人宜选用的利尿药是

134. 醛固酮增高性水肿病人宜选用的药物是

A. 土霉素

B. 青霉素

C. 氯霉素

D. 红霉素

E. 灰黄霉素

135. 可用于治疗梅毒的药物是

136. 可用于治疗伤寒的药物是

A. 对氨基水杨酸

B. 乙胺丁醇

C. 链霉素

D. 异烟肼

E. 庆大霉素

137. 结核性脑膜炎应首选的药物是

138. 早期轻症结核病宜选用的药物是

A. 人

B. 禽

C. 猪

D. 蚊

E. 鼠

139. 人感染高致病性禽流感的主要传染源是

140. 流行性出血热的主要传染源是

A. HBsAg

B. 抗 – HBs

C. HBeAg

D. 抗 – HBe

E. 抗 – HBc

141. 能预防 HBV 感染的是

142. 表示病毒复制活跃的是

A. 接种疫苗

B. 对密切接触者进行检疫

C. 管好食品

D. 隔离患者

E. 开窗通风

143. 霍乱的重要预防措施是

144. 流感的主要预防措施是

A. 氟喹诺酮类

B. 复方磺胺甲噁唑

C. 头孢菌素类

D. 氯霉素

E. 阿莫西林

145. 伤寒病原治疗首选的抗菌药物是

146. 菌痢治疗首选的抗菌药物是

A. 天然实验

B. 自我实验

C. 自愿实验

D. 临床实验

E. 强迫实验

147. 由于战争、自然灾害可形成大面积的研究样本群称为

148. 应用政治军事压力从事违背伦理原则的实验称为

A. 6 个月

B. 1 年

C. 2 年

D. 3 年

E. 4 年

149. 普通处方、急诊处方、儿科处方的保存期是

150. 麻醉药品处方的保存期是

A1 型选择题(1 ~ 30 题)

> **答题说明**
>
> 每一道试题下面有 A、B、C、D、E 五个备选答案。请从中选择一个最佳答案。

1. 治疗慢性阻塞性肺疾病发生的低氧血症,一般氧气吸入的浓度是
   A. 28% ~ 30%
   B. 30% ~ 32%
   C. 32% ~ 34%
   D. 34% ~ 36%
   E. 36% ~ 38%

2. 治疗寒哮最常用的方剂是
   A. 定喘汤
   B. 杏苏散
   C. 射干麻黄汤
   D. 大青龙汤
   E. 清气化痰丸

3. 治疗窦性心动过速,应首选的药物是
   A. 维拉帕米
   B. 地尔硫䓬
   C. β 受体阻滞剂
   D. 胺碘酮
   E. 三磷酸腺苷

4. 治疗心肌梗死心阳欲脱证,应首选的方剂是
   A. 半夏白术天麻汤
   B. 栝蒌薤白半夏汤合涤痰汤
   C. 枳实薤白桂枝汤合当归四逆汤
   D. 参附龙牡汤
   E. 当归四逆汤合苏合香丸

5. 下列各项,不属慢性胃炎中医病因的是
   A. 饮食所伤
   B. 忧愁思虑
   C. 情志过极
   D. 脾胃虚弱
   E. 感受外邪

6. 消化性溃疡所引起的疼痛表现为
   A. 饥饿样疼痛
   B. 急性反复发作性疼痛
   C. 长期无规律性作痛
   D. 节律性疼痛
   E. 仅限于中上腹痛

7. 中医认为,胃癌的发病多属于本虚标实,其中标实为
   A. 水饮上凌
   B. 痰食阻滞
   C. 痰瘀互结
   D. 瘀血停留
   E. 湿热壅盛

8. 治疗慢性肾小球肾炎肺肾气虚证,应首选的方剂是
   A. 异功散
   B. 玉屏风散合金匮肾气丸
   C. 附子理中丸
   D. 杞菊地黄丸
   E. 五苓散合五皮饮

9. 治疗慢性肾衰竭湿浊证,首选的方剂是
   A. 小半夏加茯苓汤
   B. 黄连温胆汤
   C. 五皮饮合五苓散
   D. 桃红四物汤
   E. 天麻钩藤饮

10. 下列各项,不属于引起再生障碍性贫血的主要病因的是
    A. 药物
    B. 接触化学毒物
    C. 病毒感染
    D. 饮食不当
    E. 电离辐射

11. 治疗急性白血病热毒炽盛证,应首选的方剂是
    A. 加味清胃散合泻心汤
    B. 黄连解毒汤合清营汤
    C. 六味地黄汤合茜根散
    D. 龙胆泻肝汤合犀角地黄汤
    E. 白虎汤合知柏地黄汤

12. 平胃散合桃红四物汤治疗糖尿病的中医证型是
    A. 痰瘀互结证
    B. 阴阳两虚证
    C. 气阴两虚证
    D. 胃热炽盛证

E. 脉络瘀阻证

13. 下列哪项不属于麻醉前用药的目的是
    A. 解除病人精神紧张
    B. 使麻醉过程平稳
    C. 增强麻醉效果
    D. 促进肌肉松弛
    E. 减轻病人疼痛感

14. 输血的适应证是
    A. 失血量低于 500mL
    B. 轻度感染
    C. 十二指肠溃疡穿孔
    D. 黄疸病人
    E. 失血量超过 1000mL

15. 锁喉痈临床治疗宜用
    A. 普济消毒饮
    B. 清瘟败毒饮
    C. 萆薢渗湿汤
    D. 仙方活命饮
    E. 五神汤

16. 肝癌的首选治疗方法是
    A. 肿瘤局部放射治疗
    B. 生物治疗
    C. 中医中药治疗
    D. 手术治疗
    E. 全身化疗

17. 确诊急性阑尾炎最有意义的体征是
    A. 墨菲征
    B. 结肠充气试验
    C. 闭孔内肌试验
    D. 腰大肌试验
    E. 右下腹固定压痛

18. 治疗乳腺增生病肝郁气滞证,应选择的方剂是
    A. 二仙汤加减
    B. 失笑散加减
    C. 桃红四物汤加减
    D. 逍遥散加减
    E. 栝蒌牛蒡汤加减

19. 目前我国采用的围生期是
    A. 妊娠满 20 周到产后 4 周
    B. 妊娠满 28 周到产后 1 周
    C. 妊娠满 20 周到产后 1 周

D. 围绕分娩前后 1 周以内的阶段
E. 分娩前 1 周到分娩后 24 小时内

20. 临产的主要标志是
    A. 见红,规律宫缩,胎头下降
    B. 规律宫缩,破膜,胎头下降
    C. 见红,破膜,宫口扩张
    D. 规律宫缩,宫口扩张,胎头下降
    E. 见红,破膜,规律宫缩

21. 治疗肾虚型先兆流产,首选的方剂是
    A. 保阴煎
    B. 胎元饮
    C. 清热固经汤
    D. 寿胎丸
    E. 固阴煎

22. 产褥感染热入营血证的治法是
    A. 清热解毒,凉血化瘀
    B. 清热解毒,泻下逐瘀
    C. 清热解毒,凉血养阴
    D. 清营解毒,散瘀泄热
    E. 清心开窍,回阳救逆

23. 可疑黄体功能不全,应选择诊刮的时间是
    A. 经前期或月经来潮 6 小时内
    B. 月经来潮后 12 小时
    C. 月经来潮后 24 小时
    D. 行经第 2 天
    E. 行经第 5 天

24. 治疗痰湿内阻型不孕症,应首选的方剂是
    A. 二陈汤
    B. 乌药汤
    C. 启宫丸
    D. 开郁二陈汤
    E. 苍附导痰汤

25. 小儿辅助食品正确的添加原则是
    A. 由少到多
    B. 由粗到细
    C. 有多种到一种
    D. 由稠到稀
    E. 天气寒冷时尽快增加辅食

26. 治疗新生儿湿热熏蒸型胎黄,应首选的方剂是
    A. 茵陈四苓散
    B. 膈下逐瘀汤

C. 茵陈蒿汤

D. 茵陈理中汤

E. 羚角钩藤汤合茵陈蒿汤

27. 关于小儿肺炎合并心力衰竭的诊断要点,错误的是

    A. 心率突然超过 180 次/分

    B. 呼吸突然加快,超过 60 次/分

    C. 心音低钝,颈静脉怒张

    D. 突然极度烦躁不安,发绀

    E. 脾脏迅速增大

28. 下列有关小儿腹泻的西医治疗原则,错误的是

    A. 调整饮食

    B. 控制肠道内外感染

    C. 纠正水、电解质紊乱

    D. 尽早使用止泻剂

E. 加强护理,防止并发症

29. 治疗维生素 D 缺乏性佝偻病脾虚气弱证,应首选

    A. 人参五味子汤

    B. 养脏汤

    C. 小建中汤

    D. 大建中汤

    E. 归脾汤

30. 下列关于水痘的主要表现,描述错误的是

    A. 发热 1~2 日出疹

    B. 愈后有色素沉着

    C. 疹色红润,疱浆清

    D. 丘疹、疱疹、结痂同时并见

    E. 皮疹呈向心性分布

A2 型选择题(31~78 题)

> **答题说明**
>
>   每一道试题是以一个小案例出现的,其下面都有 A、B、C、D、E 五个备选答案。请从中选择一个最佳答案。

31. 患者,男,65 岁。吸烟 20 余年,近 3 年来出现气喘、呼吸困难、咳嗽、咯痰。胸部视诊胸廓前后径增大,肋间隙增宽,两肺听诊呼吸音减弱,呼气延长。其诊断是

    A. 支气管肺癌

    B. 支气管哮喘

    C. 支气管扩张症

    D. 慢性阻塞性肺疾病

    E. 肺结核

32. 患者,男,29 岁。因寒战、高热、咳嗽 4 天入院。查体:血压 110/70mmHg,急性病容,呼吸急促,口唇发绀,右下肺可听到支气管呼吸音。X 线示:肺段大片、均匀炎症浸润阴影。血常规:白细胞 11.9×10^9/L,中性粒细胞 0.76。其诊断是

    A. 支原体肺炎

    B. 病毒性肺炎

    C. 克雷白杆菌肺炎

    D. 葡萄球菌肺炎

    E. 肺炎链球菌肺炎

33. 患者,女,35 岁。近 2 月来午后低热,1 周来咯血,食欲不振,乏力,消瘦,应用抗生素及止咳化

痰药物无效。X 线示:右肺上叶后段炎性阴影,其中可见透亮区,痰中找到结核菌。应首先考虑的诊断是

    A. 癌性空洞

    B. 慢性支气管炎

    C. 肺脓肿

    D. 过敏性肺炎

    E. 空洞型肺结核

34. 患者,女,70 岁。既往有冠心病、高血压和慢性心功能不全病史。近日外感后,心悸气短,不能平卧,咳吐泡沫痰,乏力,身寒肢冷,尿少,浮肿,面暗,舌红少苔,脉结代。治疗应首选的方剂是

    A. 养心汤合补肺汤

    B. 桂枝甘草龙骨牡蛎汤合金匮肾气丸

    C. 真武汤

    D. 葶苈大枣泻肺汤

    E. 生脉散

35. 患者,男,56 岁。高血压病 3 年,心前区阵发性疼痛半年,活动后发作。每次发作 3~5 分钟,发作时心电图 Ⅱ、Ⅲ、aVF 导联 ST 段下移。治疗应首选的药物是

A. 硝酸酯类

B. β 受体阻滞剂

C. 钙离子阻滞剂

D. 洋地黄类

E. 乙胺碘呋酮

36. 患者,女,65 岁。慢性心力衰竭 5 年,现症见心悸,气短,肢倦乏力,动则加剧,神疲咳喘,面色苍白,舌淡,脉沉细。其治法是

A. 补益心肺

B. 益气养阴

C. 益气活血

D. 益气温阳

E. 温补心肾

37. 患者,男,42 岁。不规则低热 3 个月,厌食,体重下降 5kg,右季肋下胀痛,巩膜轻度黄染,面部有 3 个蜘蛛痣,肝肋下 3.5cm,质硬表面不平,脾肋下 1cm,肝区可闻及血管杂音,血白细胞 5.8 × 10^9/L,中性粒细胞 0.64,丙氨酸氨基转移酶 130U/L,碱性磷酸酶 30U/L。经中西医治疗无效。应首先考虑的诊断是

A. 慢性活动性肝炎

B. 原发性肝癌

C. 门脉性肝硬化

D. 肝脓肿

E. 肝血管瘤

38. 患者,男,44 岁。腹痛腹泻反复发作 3 年,症状时轻时重,每日排便 4 ~ 5 次,便中带脓血。便常规:WBC 5 个/高倍视野,RBC 10 个/高倍视野。肠镜提示:黏膜上有多发性浅溃疡,黏膜充血、水肿,附有脓血性分泌物。其诊断是

A. 血吸虫病

B. Crohn 病

C. 结肠癌

D. 肠结核

E. 溃疡性结肠炎

39. 患者,男,38 岁。肾病综合征患者,浮肿,按之凹陷不易恢复,腹胀纳少,面色萎黄,神疲乏力,尿少色清,大便溏,舌质淡,苔白腻,脉沉缓。治疗应首选的方剂是

A. 疏凿饮子

B. 越婢加术汤

C. 参苓白术散

D. 真武汤

E. 实脾饮

40. 患者,女,22 岁。寒战高热,腰痛,尿频、尿急、灼热刺痛,舌红苔黄,脉濡数。检查:体温 38℃,双肾区叩击痛,血白细胞 19.5 × 10^9/L,中性粒细胞 0.90,尿白细胞 20 个/高倍视野,尿大肠埃希菌培养,菌落计数 > 10^5/L。治疗应首选

A. 庆大霉素加八正散

B. 诺氟沙星加易黄汤

C. 诺氟沙星加龙胆泻肝汤

D. 庆大霉素加萆薢分清饮

E. 庆大霉素加知柏地黄丸

41. 患者,女,35 岁。因乏力就诊,骨穿示增生减低,考虑为再障。现面色苍白,倦怠乏力,头晕心悸,手足心热,腰膝酸软,畏寒肢冷,齿鼻衄血,舌质淡,苔白,脉细无力。其中医治法是

A. 滋阴助阳,益气补血

B. 补肾助阳,益气养血

C. 滋阴补肾,益气养血

D. 清热凉血,解毒养阴

E. 补肾活血

42. 患者,男,30 岁。主因"双手近端指间关节疼痛 3 年,加重 1 周"就诊。现症见:双手近端指间关节对称性肿胀、疼痛,时轻时重,活动受限。查血沉 50mm/h,类风湿因子(+ + +)。其诊断是

A. 风湿性关节炎

B. 骨性关节炎

C. 痛风性关节炎

D. 类风湿关节炎

E. 系统性红斑狼疮

43. 患者,男,67 岁。有脑梗死病史,平素头晕头痛,耳鸣目眩,突然发生口眼歪斜,舌强语謇,手足重滞,舌质红苔黄,脉弦。治疗应首选的方剂是

A. 真方白丸子

B. 天麻钩藤饮

C. 镇肝息风汤

D. 龙胆泻肝汤

E. 丹栀逍遥散

44. 患者,男,28 岁。癫痫大发作。眩晕,两目干涩,心烦失眠,腰膝酸软,舌红少苔,脉细数。治疗应

首选的方剂是

A. 定痛丸

B. 龙胆泻肝汤合涤痰汤

C. 六君子汤合归脾汤

D. 通窍活血汤

E. 右归丸合天王补心丹

45. 患者,女,22 岁。昏迷,病史不详,血压 100/60mmHg,瞳孔小如针尖,口中蒜样臭味,全身肌肉阵发性震颤,多汗,流涎,两肺满布湿啰音,血、尿常规正常,全血胆碱酯酶活力为 40%。下列哪项应首先考虑

A. 糖尿病昏迷

B. 尿毒症昏迷

C. 肝性昏迷

D. 有机磷杀虫药中毒

E. 感染中毒性休克

46. 患者,男,52 岁。近来胁肋隐痛,悠悠不休,遇劳加重,口干咽燥,心中烦热,头晕目眩,舌红少苔,脉细弦而数。治法宜选

A. 疏肝理气

B. 祛瘀通络

C. 清热利湿

D. 养阴柔肝

E. 疏肝健脾

47. 患者,男,30 岁。发热,恶风寒,头胀痛,鼻塞,流浊涕,咳嗽,痰黄稠,咽喉肿痛,口干而渴,舌苔薄白微黄,边尖红,脉浮数。治疗应首选的方剂是

A. 新加香薷饮

B. 独参汤

C. 荆防败毒散

D. 参苏饮

E. 银翘散合葱豉桔梗汤

48. 患者,男,63 岁。体胖,有高血压和糖尿病史。饱餐后突然感心前区闷痛,伴有气短痰多,纳呆恶心,含服硝酸甘油 2 分钟疼痛缓解。舌苔油腻,脉滑。心电图示 $V_3 \sim V_6$ 波倒置,心肌酶谱正常。应首先考虑的诊断是

A. 心绞痛,心血瘀阻证

B. 心绞痛,痰浊内阻证

C. 心肌梗死,气滞血瘀证

D. 心肌梗死,寒凝心脉证

E. 心绞痛,气虚血瘀证

49. 患者,男,30 岁。输血后 4 ~ 5min 即出现寒战,高热,头痛,腰背剧痛,心前区压迫感,血压为 80/60mmHg,血浆呈粉红色。应首先考虑的是

A. 发热反应

B. 过敏反应

C. 溶血反应

D. 细菌污染反应

E. 枸橼酸盐中毒

50. 患者,男,45 岁。臀部刀扎伤 4 天,伤口出现"胀裂样"剧痛。检查:伤口周围皮肤水肿、紧张、苍白,按压伤口周围肿胀处有捻发音。考虑诊断为气性坏疽,首选的抗菌药物是

A. 磺胺类药

B. 红霉素

C. 青霉素

D. 庆大霉素

E. 氧氟沙星

51. 患者,男,80 岁。出现便血,伴贫血、腹痛、右下腹肿块 1 个月,无发热,伴明显消瘦、腹胀。应首先考虑的诊断是

A. 慢性阑尾炎

B. 阑尾类癌

C. 结肠癌

D. 溃疡性结肠炎

E. 肠结核

52. 患者,男,32 岁。酗酒后突感左上腹剧痛,并向左腰部放射,伴发热,恶心呕吐。查体:腹平软,左上腹呈束带式压痛,肝、脾不大。应首先考虑的是

A. 急性胆囊炎

B. 急性胰腺炎

C. 急性肠炎

D. 心肌梗死

E. 急性胃炎

53. 患者,女,35 岁。反复右上腹阵发性绞痛,痛连右肩背 1 个月,B 超示胆囊大小正常,胆汁回声正常,胆总管轻度扩张,下端见直径 0.5cm 结石 1 枚,胰腺未见异常。应首选的治疗方法是

A. 排石疗法

B. 溶石疗法

C. 碎石疗法

D. 取石疗法

E. 外科手术

54. 患者,女,48 岁。右乳房发现肿块 2 个月。查体:右乳头抬高,右乳外上象限可扪及一个 2 ~ 2.5cm 肿块,质硬,表面不平,边界不清。应首先考虑的是

A. 乳腺纤维瘤

B. 乳腺增生病

C. 乳腺癌

D. 乳房结核

E. 乳管扩张症

55. 患者,男,40 岁。肛门周围突发肿块,继而剧烈疼痛,可见局部红肿灼热,压痛,有波动感。应首先考虑的诊断是

A. 血栓痔

B. 直肠肛管周围脓肿

C. 肛瘘

D. 淋巴结炎

E. 脂肪瘤

56. 患者,男,33 岁。受伤后,现伤肢疼痛剧烈,局部肿胀及皮肤张力增高区超过皮肤红斑范围,出现伤口周围皮肤捻发音。应首先考虑的诊断是

A. 狂犬病

B. 癫痫

C. 破伤风

D. 气性坏疽

E. 化脓性脑膜炎

57. 患者,男,27 岁。左侧前臂皮肤破溃伴瘙痒 1 周,急性发病,皮损为密集的粟粒大小的丘疹、丘疱疹,基底潮红,有抓痕,有结痂。诊断为急性湿疹,应首选的方剂是

A. 清风散和四物汤加减

B. 除湿胃苓汤加减

C. 柴胡疏肝散加减

D. 萆薢渗湿汤加减

E. 清营汤加减

58. 患者,男,34 岁。患原发性肝癌,肝区持续疼痛,影响休息。按疼痛数字分级法分类,该患者的疼痛分级为

A. 0 度

B. Ⅰ度

C. Ⅱ度

D. Ⅲ度

E. Ⅳ度

59. 患者,女,24 岁,已婚。G_1P_1,现孕 36 周,"子痫前期"入院。入院后 2 天,经治疗血压持续在 165/120mmHg,感视物模糊,现自数胎动减少,做 NST 为无反应型,再做 B 型超声生物物理评分为 4 分。应首选的治疗措施是

A. 立即终止妊娠

B. 继续治疗妊娠高血压病至妊娠 37 周

C. 次日复查 NST

D. 吸氧观察

E. 做 OCT

60. 患者,女,28 岁,已婚。妊娠 24 周,面目及下肢浮肿,肤色淡黄,皮薄而光亮,按之凹陷,倦怠无力,大便溏薄。舌胖有齿痕,苔薄白,脉缓滑无力。血压 150/90mmHg。治疗应首选的方剂是

A. 白术散

B. 真武汤

C. 正气天香散

D. 羚角钩藤汤

E. 半夏白术天麻汤

61. 患者,女,27 岁,已婚。停经 48 天,阴道少量出血 2 天,腰酸腹坠,舌淡红苔薄白,脉滑。检查:子宫如孕 50 天大小,质软,宫口未开,尿妊娠试验(+)。应首先考虑的是

A. 先兆流产

B. 葡萄胎

C. 异位妊娠流产

D. 不全流产

E. 难免流产

62. 患者,女,25 岁,已婚。在分娩时突发呼吸困难,其后咯血而死。尸检发现肺小血管内有胎脂及角化上皮。其死因可能是

A. 血栓栓塞

B. 气体栓塞

C. 脂肪栓塞

D. 羊水栓塞

E. 瘤细胞栓塞

63. 患者,女,27 岁,已婚。产后 2 周,高热汗出,烦躁,斑疹隐隐,舌红绛,苔黄燥,脉弦细而数。血常规:白细胞:$20 \times 10^9/L$。治疗应首选的方剂是
    A. 解毒活血汤
    B. 荆防败毒散
    C. 紫雪
    D. 安宫牛黄丸
    E. 清营汤

64. 患者,女,28 岁。月经干净后开始出现阴部瘙痒,坐卧不安,带下量多,色黄,腥臭,口苦口干,舌红苔黄腻,脉弦数。治疗应首选的方剂是
    A. 龙胆泻肝汤
    B. 五味消毒饮
    C. 易黄汤
    D. 草薢渗湿汤
    E. 二妙散

65. 患者,女,24 岁。闭经 2 年,五心烦热,两颧潮红,盗汗,咯血,口干咽燥,舌红,苔少,脉细数。治疗应首选的方剂是
    A. 加减一阴煎
    B. 清肝引经汤
    C. 八珍益母丸
    D. 膈下逐瘀汤
    E. 当归地黄饮

66. 患者,女,20 岁。经行腹痛 4 年余,每次行经前 2～3 日即感小腹疼痛拒按,胸胁及乳房作胀,经色紫暗、有血块,血块排出后痛减,舌暗,脉弦。其中医治法是
    A. 疏肝理气,散寒止痛
    B. 养血活血,逐瘀止痛
    C. 理气暖宫,活血止痛
    D. 疏肝解郁,活血止痛
    E. 理气行滞,逐瘀止痛

67. 患者,女,39 岁,已婚。已确诊为子宫肌瘤,症见带下绵绵,畏寒怯冷,四肢不温,遇寒则小腹疼痛,舌暗边有瘀斑,苔薄白,脉弦紧。治疗应首选的方剂是
    A. 少腹逐瘀汤
    B. 血府逐瘀汤
    C. 逐瘀止血汤
    D. 真武汤

68. 患者,女,35 岁。结婚 6 年未孕,月经先后不定期,经来腹痛,月经量少,经行不畅,有小血块,经前乳胀,胸闷不舒,舌红苔薄,脉弦。其中医治法是
    A. 滋阴养血,调冲益精
    B. 温肾养血,调补冲任
    C. 疏肝解郁,养血理脾
    D. 燥湿化痰,理气调经
    E. 活血化瘀,理气调经

69. 患儿,男,5 岁。发热 5 天,咳嗽气急,心率稍快,脊柱两旁湿啰音固定。症见面赤口渴,痰多色黄,咽部红赤,苔黄,脉滑数。其诊断是
    A. 支气管肺炎,风热闭肺
    B. 支气管肺炎,风寒闭肺
    C. 支气管肺炎,阴虚肺热
    D. 支气管肺炎,肺脾气虚
    E. 支气管肺炎,痰热闭肺

70. 患儿,女,9 岁。诊断为病毒性心肌炎。胸闷胸痛,头晕乏力,心悸不宁,脘痞痰多,时欲呕恶,舌质紫暗,苔白腻,脉结代。治疗应首选的方剂是
    A. 银翘散
    B. 温胆汤
    C. 二陈汤
    D. 栝蒌薤白半夏汤合失笑散
    E. 炙甘草汤合生脉散

71. 患儿,男,6 个月。因腹泻长期使用广谱抗生素。症见:满口白屑,状如雪花,不易擦去。应首先考虑的是
    A. 乳垢
    B. 口糜
    C. 疳积
    D. 奶麻
    E. 鹅口疮

72. 患儿,男,8 岁。时有便意,大便不干结,但努挣不下,挣时汗出气短,便后疲乏,神疲气怯,面色黄白,舌淡苔薄,脉虚弱,指纹淡红。治疗应首选
    A. 润肠丸
    B. 黄芪汤
    C. 消乳丸
    D. 麻子仁丸

E.六磨汤

73.患儿,男,6岁。西医确诊为急性肾小球肾炎。病程第9日,症见肢体浮肿,尿少,咳嗽气急,喘息不得平卧,心悸,胸闷,口唇青紫,脉细无力。其辨证是

A.水凌心肺

B.湿热内侵

C.邪陷厥阴

D.水毒内闭

E.风水相搏

74.患儿,7岁。咳喘2天,症见咳嗽喘息,声高息涌,喉间痰鸣,咯痰黄稠,大便秘结,舌红苔黄,脉滑数。其证候是

A.寒性哮喘

B.热性哮喘

C.外寒内热

D.肺实肾虚

E.肺肾阴虚

75.患儿,男,6岁。头面、躯干、四肢肌肉抽动月余。刻下症见:挤眉眨眼,耸肩鼓肚,频繁清嗓,怪声不断,大便秘结。舌红苔黄腻,脉滑数。其治法是

A.清肝泻火,息风镇惊

B.滋阴潜阳,柔肝息风

C.滋阴降火,息风镇惊

D.清心泻火,息风镇惊

E.清心泻火,涤痰镇惊

76.患儿,女,6岁。诊断为营养性缺铁性贫血,症见

面色萎黄,唇甲淡白,心悸气短,头晕目眩,夜寐欠安,精神萎靡,食欲不振,舌淡红,苔薄白,脉细无力,指纹淡红。治疗应首选的方剂是

A.左归丸

B.归脾汤

C.参苓白术散

D.异功散

E.右归丸

77.患儿,男,5岁。发热,两侧腮腺肿大,张口及吃硬食物疼痛加重。查体:体温38.5℃,双侧肿大腮腺以耳垂为中心向周边蔓延,表面灼热有触痛,无波动感。实验室检查:血白细胞总数4.0×10⁹/L,中性粒细胞0.42,淋巴细胞0.58。应首先考虑的是

A.腮腺管阻塞

B.淋巴结炎

C.颌下腺炎

D.流行性腮腺炎

E.化脓性腮腺炎

78.患儿,男,9岁。反复喘息、咳嗽、气促、胸闷,常在夜间加剧。发作时双肺可闻及以呼气相为主的哮鸣音。治疗应首选的药物是

A.氨茶碱

B.泼尼松

C.沙丁胺醇

D.利巴韦林

E.异丙托溴铵

A3型选择题(79~120题)

答题说明

以下提供若干个案例,每个案例下设3道考题。请根据题干所提供的信息,在每一道考题下面的A、B、C、D、E五个备选答案中选择一个最佳答案。

(79~81题共用题干)

患者,男,55岁。胸闷痛反复发作3年,今日突然加重,且持续不缓解将近3小时,现见胸痛剧烈,犹如针刺,胸闷如窒,气短痰多,心悸不宁,腹胀纳呆,恶心呕吐,舌质暗淡,舌苔浊腻,脉滑。查体:血压80/40mmHg,颈静脉充盈、肝大。心电图见 $V_{3R} \sim V_{5R}$ 导联ST段抬高,CK-MB明显升高。

79.其最可能的诊断是

A.心力衰竭

B.急性前壁心肌梗死

C.急性右室心肌梗死

D.急性肺栓塞

E.急性心包炎

80.其中医治法是

A. 散寒宣痹,芳香温通

B. 豁痰活血,理气止痛

C. 益气活血,祛瘀止痛

D. 益气滋阴,通脉止痛

E. 回阳救逆,益气固脱

81. 若发现患者频繁咯出泡沫痰,该患者可能存在

A. 右心衰竭

B. 左心衰竭

C. 肺衰竭

D. 肾衰竭

E. 上消化道出血

(82~84 题共用题干)

患者,男,36 岁。5 天前发热、咽痛,应用抗生素治疗无效,颈部浅表淋巴结肿大,咽部充血。扁桃体Ⅱ度肿大,下肢少许瘀斑。白细胞 $16.6 \times 10^9/L$,原始细胞 0.60,血红蛋白 $80g/L$,血小板 $34 \times 10^9/L$。

82. 最可能的诊断是

A. 原发免疫性血小板减少症

B. 缺铁性贫血

C. 再生障碍性贫血

D. 溶血性贫血

E. 急性白血病

83. 体检中应特别注意的体征是

A. 睑结膜苍白

B. 胸骨压痛

C. 浅表淋巴结肿大

D. 皮肤出血点

E. 心脏杂音

84. 为明确诊断应做的检查是

A. 血小板抗体

B. 血清铁蛋白

C. 骨髓扫描

D. 淋巴结活检

E. 骨髓涂片细胞学检查

(85~87 题共用题干)

患者,男,38 岁。冬春季发作性节律性胃部疼痛 10年,近 1 周来疼痛剧烈,以半夜最甚,进餐后可缓解。疼痛时喜温喜按,畏寒肢冷,腹胀便溏。查体:心率 75 次/分,心律规整,腹平软,未及包块,上腹部偏右

压痛明显,无反跳痛及肌紧张。舌淡胖,苔白,脉迟缓。

85. 首先考虑的诊断是

A. 慢性胃炎

B. 慢性胆囊炎

C. 胃溃疡

D. 慢性胰腺炎

E. 十二指肠溃疡

86. 其中医辨证是

A. 肝胃不和证

B. 脾胃虚寒证

C. 胃阴不足证

D. 肝胃郁热证

E. 胃络瘀阻证

87. 治疗应首选的方剂是

A. 黄芪建中汤

B. 柴胡疏肝散合五磨饮子

C. 一贯煎合芍药甘草汤

D. 活络效灵丹合丹参饮

E. 化肝煎合左金丸

(88~90 题共用题干)

患者,女,65 岁。既往中风病史 5 年,因四肢抽搐伴短暂神志不清半小时,发作时症见四肢抽搐,两眼上窜。平素口苦咽干,便秘溲黄,目赤,舌质红,苔黄腻,脉弦滑数。查体:T 37.3℃,P88 次/分,R23次/分,BP140/90mmHg。嗜睡,抬入病房,双瞳孔等大,直径 3mm,对光反射存在。颈软,心肺未见明显异常,四肢肌力正常,双侧病理反射未引出。

88. 最可能的诊断是

A. 癫痫

B. 脑出血

C. 脑梗死

D. 蛛网膜下腔出血

E. 腔隙性脑梗死

89. 其中医辨证是

A. 风痰闭阻证

B. 痰火扰神证

C. 瘀阻脑络证

D. 心脾两虚证

E. 心肾亏虚证

90. 治疗应首选的方剂是

　　A. 定痫丸

　　B. 龙胆泻肝丸

　　C. 通窍活血汤

　　D. 六君子汤

　　E. 左归丸

(91～93 题共用题干)

患者,男,67 岁。慢性肾炎病史 12 年,半个月前于肺部感染后出现明显身体不适、恶心、呕吐、头痛。自昨日起出现神志不清、谵妄、惊厥、抽搐等,家人送来就诊。现症见头痛头晕,手足蠕动,筋惕肉瞤,抽搐痉厥。实验室检查:血肌酐 1126μmol/L,尿素 41.2mmol/L,血钾 6.4mmol/L,二氧化碳结合力 15.6mmol/L。

91. 最可能的诊断是

　　A. 急性肾损伤

　　B. 慢性肾衰竭,氮质血症期

　　C. 慢性肾衰竭期

　　D. 慢性肾衰竭,尿毒症期

　　E. 脑出血

92. 中医证型是

　　A. 血瘀证

　　B. 肝风证

　　C. 水气证

　　D. 湿热证

　　E. 湿浊证

93. 治疗应首选的措施是

　　A. 镇静止抽

　　B. 腹膜透析

　　C. 血液透析

　　D. 肾移植

　　E. 药物灌肠

(94～96 题共用题干)

患者,女,35 岁。慢性胆囊炎病史。饱食后突起持续性上腹部剧痛,痛引两胁,恶心、呕吐,口干苦。检查:体温 38℃,脉搏 103 次/分,血压 110/70mmHg,腹部稍膨胀,剑突下有轻压痛及反跳痛。舌淡红,苔白,脉细。血淀粉酶 600U/L(苏氏法)。

94. 首先考虑的诊断是

　　A. 溃疡穿孔

　　B. 急性胰腺炎

　　C. 胆囊结石

　　D. 急性胃炎

　　E. 急性胆囊炎

95. 其中医辨证是

　　A. 肝胆湿热证

　　B. 肠胃热结证

　　C. 肝郁气滞证

　　D. 热毒炽盛证

　　E. 肝肾阴虚证

96. 治疗应首选的方剂是

　　A. 一贯煎合膈下逐瘀汤

　　B. 安宫牛黄丸

　　C. 茵陈蒿汤

　　D. 大承气汤

　　E. 柴胡清肝饮

(97～99 题共用题干)

患者,男,16 岁。洗澡时无意中发现右腹股沟肿物,无疼痛,平卧后可消失。查体:右腹股沟内侧肿物 2cm×2cm,无触痛,腹壁无明显缺损。

97. 应首先考虑的诊断是

　　A. 腹股沟淋巴结肿大

　　B. 腹股沟直疝

　　C. 腹股沟斜疝

　　D. 睾丸鞘膜积液

　　E. 隐睾

98. 查体时应重点观察

　　A. 肿物的形状

　　B. 肿物回纳后,压住内环是否复出

　　C. 透光试验

　　D. 腹部有压痛及肿物

　　E. 下肢有无感染性病灶

99. 最适宜的治疗方法是

　　A. 抗感染治疗

　　B. 继续观察

　　C. 加强腹肌锻炼

　　D. 手术治疗

　　E. 免体育活动

(100~102题共用题干)

患者,女,30岁。患甲状腺功能亢进症,症见神疲乏力,气促汗多,口咽干燥,五心烦热,面白唇淡,眼突手颤,颈肿胸闷,抑郁善忧,夜寐不安,心悸喜忘,食多便溏,腹胀泄泻,形体消瘦,舌红少苔,脉细数无力。

100.辨证是

A.气阴两虚证

B.肝郁痰凝证

C.胃火炽盛证

D.阴虚火旺证

E.肝火旺盛证

101.中医治法是

A.清胃泻火,生津止渴

B.清肝泻火,解郁散结

C.益气养阴,泻火化痰

D.滋阴清热,化痰软坚

E.清肝泻火,解郁散结

102.治疗应首选

A.柴胡疏肝散合海藻玉壶汤

B.生脉散合补中益气汤

C.龙胆泻肝汤合藻药散

D.白虎加人参汤合养血泻火汤

E.知柏地黄汤合当归六黄汤

(103~105题共用题干)

患者,女,30岁,已婚。月经周期正常,但经量多,色深红、质稠,心烦口渴,尿黄便结,舌红苔黄,脉滑数。妇科盆腔及B型超声波检查无异常,基础体温呈双相。

103.此病诊断为

A.无排卵性功血

B.排卵期出血

C.子宫内膜不规则脱落

D.排卵性月经过多

E.黄体功能不足

104.中医辨证为

A.血热证

B.血瘀证

C.虚热证

D.湿热证

E.气虚证

105.治疗应首选

A.黄体酮加保阴煎

B.黄体酮加清经散

C.丙酸睾丸酮加清经散

D.丙酸睾丸酮加保阴煎

E.丙酸睾丸酮加丹栀逍遥散

(106~108题共用题干)

患者,女,47岁。近3天白带增多伴外阴瘙痒,体型肥胖。妇科检查:外阴部充血,阴道黏膜充血,分泌物呈黄色泡沫状,宫颈充血、轻度糜烂,附件未及包块等异常。

106.首选的辅助检查是

A.血常规

B.尿常规

C.阴道分泌物涂片细胞学检查

D.阴道分泌物细菌培养

E.宫颈分泌物查衣原体、支原体

107.初步的诊断是

A.滴虫性阴道炎

B.淋菌性阴道炎

C.阿米巴性阴道炎

D.真菌性阴道炎

E.老年性阴道炎

108.首选的治疗方法是

A.制霉菌素片阴道塞药

B.青霉素肌内注射

C.甲硝唑口服及阴道塞药

D.喹碘片口服

E.己烯雌酚片阴道塞药

(109~111题共用题干)

患者,女,30岁。痛经5年。经前小腹冷痛,拒按,得热痛减。经期时下腹部及腰骶部疼痛,可放射至阴道及会阴部,性交痛。检查:阴道后穹隆可扪及触痛结节,宫体后壁有多个小结节,右附件可扪及5cm×4cm×4cm大小囊肿,欠活动,压痛。形寒肢冷,面色青白,舌紫暗,苔薄白,脉沉弦。超声检查:囊肿壁厚,内有点状细小的絮状光点。

109.可能的诊断是

A. 炎性包块

B. 卵巢新生物

C. 子宫内膜异位症

D. 子宫内膜癌

E. 异位妊娠

110. 中医辨证是

　　A. 痰瘀互结证

　　B. 寒凝血瘀证

　　C. 气虚血瘀证

　　D. 气滞血瘀证

　　E. 痰热互结证

111. 若手术后为预防复发,加用药物治疗,一般应用多长时间

　　A. 1 个月

　　B. 2 个月

　　C. 3 ~ 6 个月

　　D. 10 个月

　　E. 12 个月

(112 ~ 114 题共用题干)

患儿,男,2 岁。发热、咳嗽 5 天,口渴,小便短赤,舌红苔黄。检查:听诊双下肺固定中细湿啰音,血白细胞总数及中性粒细胞增高。

112. 应首先考虑的病证结合诊断是

　　A. 反复呼吸道感染,营卫失和证

　　B. 急性上呼吸道感染,风热感冒

　　C. 小儿肺炎,风热闭肺证

　　D. 顿咳,邪犯肺卫证

　　E. 支气管哮喘,热性哮喘

113. 中医治法为

　　A. 辛凉宣肺,清热化痰

　　B. 疏风祛邪,宣肺止咳

　　C. 辛凉解表,清肺止咳

　　D. 清热化痰,止咳定喘

　　E. 扶正固表,调和营卫

114. 治疗应首选

　　A. 红霉素加二陈汤

　　B. 红霉素加三拗汤

　　C. 青霉素加麻杏甘石汤

　　D. 利巴韦林加二陈汤

　　E. 利巴韦林加银翘散

(115 ~ 117 题共用题干)

患儿,男,7 岁。咳嗽 12 天,加重 1 周,夜间明显,病初伴发热,咳嗽气急,痰多,咳黏痰,伴胸痛。查体:一般情况可,呼吸平稳,咽充血,两肺呼吸音稍粗,偶闻及干性啰音,胸部 X 线呈肺门阴影增浓,右下肺有云雾状阴影。病初用过利巴韦林及青霉素,无效,改用红霉素后近日症状好转。舌红,苔薄黄,脉浮数。

115. 最可能的诊断是

　　A. 金黄色葡萄球菌肺炎

　　B. 支原体肺炎

　　C. 腺病毒肺炎

　　D. 肺炎球菌肺炎

　　E. 真菌性肺炎

116. 中医辨证是

　　A. 毒热闭肺证

　　B. 阴虚肺热证

　　C. 风热闭肺证

　　D. 风寒闭肺证

　　E. 痰热闭肺证

117. 治疗应首选

　　A. 银翘散合麻杏甘石汤

　　B. 五虎汤合葶苈大枣泻肺汤

　　C. 黄连解毒汤合麻杏甘石汤

　　D. 沙参麦冬汤

　　E. 华盖散

(118 ~ 120 题共用题干)

患儿,男,3 岁。水肿、尿少 1 周,血压 120/80mmHg,尿常规:蛋白(+ + + +),血浆白蛋白 25g/L,24 小时尿蛋白定量为 4g。

118. 最可能的诊断是

　　A. 右心衰竭

　　B. 肝硬化

　　C. 重度营养不良

　　D. 肾病综合征

　　E. 急性肾炎综合征

119. 该病例诊断价值最大的检查是

　　A. 血脂

　　B. 肾功能检查

　　C. 24 小时尿蛋白定量,血浆白蛋白

D. 肾 B 超

E. 蛋白电泳

120. 主要的治疗药物是

　A. 大剂量青霉素静滴

B. 环孢素

C. 血浆置换术

D. 肾上腺皮质激素

E. 环磷酰胺

B1 型选择题(121~150 题)

答题说明

　　以下提供若干组考题,每组考题共用在考题前列出的 A、B、C、D、E 五个备选答案。请从中选择一个最佳答案。某个备选答案可能被选择一次、多次或不被选择。

　A. 射干麻黄汤

　B. 玉屏风散

　C. 六君子汤

　D. 定喘汤

　E. 金匮肾气丸

121. 治疗支气管哮喘缓解期肺虚证,应首选的方剂是

122. 治疗支气管哮喘缓解期脾虚证,应首选的方剂是

　A. 肝 – 颈静脉回流征阴性

　B. 肝肿大伴压痛

　C. 上部部位凹陷性水肿

　D. 肺动脉瓣区第二心音(P_2)亢进

　E. 心尖区收缩期奔马律

123. 急性左心衰竭的体征是

124. 急性右心衰竭的体征是

　A. 黏膜或黏膜下层有淋巴细胞浸润

　B. 黏膜充血,色泽红润,边缘模糊

　C. 黏膜呈淡红、灰色,呈弥散性,黏膜变薄

　D. 黏膜萎缩伴有化生

　E. 水肿与充血区共存,形成红白相间征象

125. 慢性浅表性胃炎的组织学可见

126. 慢性萎缩性胃炎的组织学可见

　A. 健脾补肾

　B. 健脾补肺,利水消肿

　C. 滋养肝肾

　D. 滋阴益肾,清热通淋

　E. 健脾补肾,清热通淋

127. 慢性肾小球肾炎肝肾阴虚证的治法是

128. 尿路感染脾肾亏虚,湿热屡犯证的治法是

　A. 犀角地黄汤

　B. 玉女煎

　C. 玉屏风散

　D. 归脾汤

　E. 补阳还五汤

129. 治疗原发免疫性血小板减少症阴虚火旺证,应首选的方剂是

130. 治疗原发免疫性血小板减少症气不摄血证,应首选的方剂是

　A. 血浆胰岛素测定

　B. 葡萄糖耐量试验

　C. 糖化血红蛋白

　D. 尿糖

　E. 空腹血糖

131. 鉴别 1 型和 2 型糖尿病的主要指标是

132. 判断近 2~3 个月血糖控制程度的指标是

　A. 过敏反应

　B. 溶血反应

　C. 细菌污染反应

　D. 心力衰竭

　E. 发热反应

133. 最常见的输血反应是

134. 最严重的输血反应是

　A. 柴胡清肝汤

　B. 五神汤合萆薢渗湿汤

C. 犀角地黄汤

D. 清瘟败毒饮

E. 十全大补汤

135. 治疗痈的气血两虚证,应首选的方剂是

136. 治疗丹毒的肝胆湿热证,应首选的方剂是

　　A. 桃仁承气汤

　　B. 复方大承气汤

　　C. 温脾汤

　　D. 甘遂通结汤

　　E. 驱蛔承气汤

137. 腹胀、腹痛,痞满拒按,恶心呕吐,无排气排便,发热口渴,小便黄赤,舌红苔黄燥,脉洪数。治疗应首选

138. 腹痛阵作,胀满拒按,恶心呕吐,无排气排便,舌淡红,苔薄白,脉弦或涩。治疗应首选

　　A. 呕吐不食,或呕吐清涎

　　B. 恶心欲吐,晨起尤甚

　　C. 呕吐酸水、苦水

　　D. 呕吐痰涎,胸脘满闷

　　E. 呕吐剧烈,干呕或呕吐血性物

139. 气阴两亏型妊娠剧吐的辨证要点是

140. 痰湿阻滞型妊娠剧吐的辨证要点是

　　A. 血府逐瘀汤

　　B. 少腹逐瘀汤

　　C. 生化汤合失笑散

　　D. 生化汤加味

　　E. 失笑散

141. 治疗血瘀型晚期产后出血,应首选的方剂是

142. 治疗血瘀型产后腹痛,应首选的方剂是

　　A. 杞菊地黄丸

B. 丹栀逍遥散

C. 六味地黄丸

D. 知柏地黄丸

E. 二仙汤合二至丸

143. 治疗肝肾阴虚型绝经综合征,应首选的方剂是

144. 治疗肾阴阳两虚型绝经综合征,应首选的方剂是

　　A. 细辛、麻黄

　　B. 桂枝、细辛

　　C. 麻黄、桂枝

　　D. 细辛、干姜

　　E. 干姜、半夏

145. 小青龙汤中主要起发汗散寒解表作用的药物是

146. 小青龙汤中主要起温肺散寒化饮作用的药物是

　　A. 银翘散

　　B. 麻黄汤

　　C. 麻杏甘石汤

　　D. 射干麻黄汤

　　E. 五苓散

147. 肾病综合征外感风寒证的首选方剂是

148. 肾病综合征外感风热证的首选方剂是

　　A. 水痘

　　B. 猩红热

　　C. 幼儿急疹

　　D. 麻疹

　　E. 风疹

149. 发热伴咳嗽流涕,热甚疹出者,应首先考虑的疾病是

150. 突然发热,热退疹出者,应首先考虑的疾病是

参 考 答 案

第 一 单 元

1. A	2. B	3. D	4. A	5. B	6. E
7. B	8. A	9. B	10. A	11. B	12. B
13. C	14. A	15. D	16. A	17. C	18. A
19. A	20. D	21. D	22. A	23. A	24. B
25. D	26. B	27. D	28. C	29. B	30. B
31. E	32. B	33. D	34. E	35. C	36. E
37. B	38. E	39. E	40. A	41. D	42. A
43. D	44. D	45. D	46. A	47. E	48. D
49. E	50. E	51. B	52. A	53. E	54. C
55. A	56. D	57. C	58. B	59. B	60. A
61. A	62. C	63. B	64. C	65. D	66. A
67. C	68. A	69. A	70. E	71. E	72. C
73. B	74. C	75. E	76. E	77. B	78. B
79. E	80. D	81. E	82. A	83. C	84. E
85. E	86. D	87. C	88. B	89. A	90. A
91. A	92. E	93. C	94. A	95. C	96. C
97. C	98. B	99. B	100. D	101. E	
102. A	103. A	104. C	105. D	106. B	
107. C	108. D	109. A	110. A	111. A	
112. E	113. A	114. E	115. C	116. D	
117. E	118. A	119. B	120. D	121. C	
122. B	123. B	124. E	125. A	126. C	
127. C	128. A	129. C	130. D	131. D	
132. C	133. D	134. C	135. D	136. C	
137. D	138. D	139. B	140. E	141. B	
142. C	143. D	144. A	145. D	146. A	
147. A	148. E	149. B	150. D		

第 二 单 元

1. A	2. C	3. C	4. D	5. E	6. D
7. C	8. B	9. A	10. D	11. B	12. A
13. D	14. E	15. A	16. D	17. E	18. D
19. B	20. D	21. D	22. A	23. A	24. E
25. A	26. C	27. E	28. D	29. E	30. B
31. D	32. E	33. E	34. B	35. B	36. A
37. B	38. E	39. E	40. A	41. A	42. D
43. B	44. E	45. D	46. A	47. E	48. B
49. C	50. C	51. C	52. B	53. A	54. C
55. B	56. D	57. D	58. C	59. A	60. A
61. A	62. D	63. E	64. A	65. A	66. E
67. A	68. C	69. E	70. D	71. E	72. B
73. A	74. B	75. E	76. B	77. D	78. C
79. C	80. B	81. B	82. E	83. B	84. E
85. E	86. B	87. A	88. A	89. B	90. B
91. D	92. B	93. C	94. B	95. C	96. E
97. C	98. B	99. D	100. A	101. C	
102. B	103. C	104. A	105. D	106. C	
107. A	108. C	109. C	110. B	111. C	
112. C	113. C	114. C	115. C	116. C	
117. A	118. D	119. C	120. D	121. B	
122. C	123. C	124. B	125. A	126. D	
127. C	128. E	129. B	130. D	131. A	
132. C	133. C	134. B	135. E	136. D	
137. B	138. A	139. E	140. D	141. C	
142. D	143. A	144. E	145. C	146. D	
147. B	148. A	149. D	150. C		

医师资格考试通关要卷（二）

（医学综合）

中西医结合执业助理医师

考生姓名：＿＿＿＿＿＿＿＿＿＿

准考证号：＿＿＿＿＿＿＿＿＿＿

考　　点：＿＿＿＿＿＿＿＿＿＿

考 场 号：＿＿＿＿＿＿＿＿＿＿

A1 型选择题(1～60题)

答题说明

每一道试题下面有 A、B、C、D、E 五个备选答案。请从中选择一个最佳答案。

1. 中医确立相应的治疗原则和方法的依据是
   A. 疾病
   B. 证候
   C. 症状
   D. 体征
   E. 病因

2. "动极者镇之以静"所说明的阴阳关系是
   A. 阴阳相互转化
   B. 阴阳互根互用
   C. 阴阳相互消长
   D. 阴阳对立制约
   E. 阴阳动态平衡

3. 肺病及肝的五行传变是
   A. 母病及子
   B. 相乘
   C. 子病犯母
   D. 相侮
   E. 相克

4. 能通调水道的是
   A. 肝
   B. 心
   C. 脾
   D. 肺
   E. 肾

5. 小肠的功能是
   A. 受盛化物
   B. 排泄糟粕
   C. 受纳腐熟
   D. 运行水液
   E. 通调水道

6. 谷气与自然界精气相结合而生成的是
   A. 元气
   B. 宗气
   C. 真气
   D. 卫气
   E. 营气

7. 与内寒病机密切相关的脏腑有
   A. 心、脾、肾
   B. 肺、胃、肾
   C. 心、肝、脾
   D. 脾、肺、肾
   E. 心、肺、肾

8. 对真寒假热应采用的治疗方法是
   A. 热因热用
   B. 寒因寒用
   C. 塞因塞用
   D. 通因通用
   E. 虚则补之

9. 面色黧黑,肌肤甲错的临床意义是
   A. 肾虚
   B. 水饮
   C. 寒证
   D. 血瘀久停
   E. 痛证

10. 咯痰白滑量多易出者,属于
    A. 寒痰
    B. 燥痰
    C. 热痰
    D. 湿痰
    E. 肺痈之痰

11. 舌痿软而淡白无华,属
    A. 气血俱虚
    B. 风痰阻络
    C. 肝肾阴亏
    D. 热极伤阴
    E. 阴虚火旺

12. 主痰饮证的脉象是
    A. 弦脉
    B. 濡脉
    C. 动脉
    D. 沉脉
    E. 虚脉

13. 神志不清,语无伦次,声高有力者,称为
    A. 谵语
    B. 郑声
    C. 错语

D. 失神

E. 独语

D. 木香

E. 香附

14. 大便先干而后稀,属于

A. 命门火衰

B. 脾气虚

C. 脾阳虚

D. 湿邪困脾

E. 肝郁脾虚

21. 善化油腻肉食积滞的药物是

A. 莱菔子

B. 麦芽

C. 木香

D. 山楂

E. 陈皮

15. 下列各项,不是里证临床表现的是

A. 恶寒发热

B. 口渴饮冷

C. 胃痛喜按

D. 舌质红苔黄

E. 脉洪大

22. 具有活血通经、祛瘀止痛功效的药物是

A. 红花

B. 丹参

C. 佩兰

D. 鸡血藤

E. 厚朴

16. 肝胃不和与肝郁脾虚证的共同表现是

A. 太息易怒

B. 吞酸嘈杂

C. 呃逆嗳气

D. 腹痛欲泻

E. 便溏不爽

23. 功用为疏肝解郁、养血健脾的方剂是

A. 痛泻要方

B. 四逆散

C. 小柴胡汤

D. 逍遥散

E. 大柴胡汤

17. 甘味的作用是

A. 发散

B. 补益

C. 燥湿

D. 软坚

E. 收敛

24. 青蒿鳖甲汤的组成药物中含有

A. 麦冬

B. 竹叶

C. 胡黄连

D. 知母

E. 地骨皮

18. 属于配伍禁忌的是

A. 人参与海藻

B. 人参与藜芦

C. 人参与大戟

D. 人参与甘遂

E. 人参与五倍子

25. 小建中汤的功用是

A. 温中祛寒,补气健脾

B. 温中散寒,补中益气

C. 温中补虚,健脾益气

D. 温中祛寒,理中和气

E. 温中补虚,和里缓急

19. 治疗热毒疮疡,风热外感的药物是

A. 黄连

B. 蒲公英

C. 牛黄

D. 桑叶

E. 金银花

26. 治疗阴虚火旺证的方剂是

A. 六味地黄丸

B. 大补阴丸

C. 地黄饮子

D. 百合固金汤

E. 生脉散

20. 既能行气止痛,又能杀虫疗癣的药物是

A. 川楝子

B. 青皮

C. 佛手

27. 温经汤的组成药物中不含

A. 半夏、甘草

B. 干姜、肉桂

C. 人参、阿胶

D.丹皮、麦冬

E.当归、芍药

28.麦门冬汤的功用是

A.滋阴润肺,益气补脾

B.养阴清肺,解毒利咽

C.清养肺胃,降逆下气

D.滋阴填精,益气壮阳

E.滋阴益气,固肾止渴

29.属于腧穴近治作用的是

A.气病取膻中

B.血病取膈俞

C.膝痛取梁丘

D.头痛取列缺

E.呕吐取公孙

30.耳后两乳突之间的骨度分寸是

A.4寸

B.6寸

C.8寸

D.9寸

E.12寸

31.不属于尺泽穴主治病证的是

A.咯血、咽痛

B.咳嗽、气喘

C.急性吐泻

D.中暑、小儿惊风

E.齿痛、口眼㖞斜

32.在足趾,大趾末节内侧,趾甲根角侧后方0.1寸的穴位是

A.隐白

B.大敦

C.太冲

D.至阴

E.足临泣

33.纠正胎位的常用穴是

A.隐白

B.至阴

C.合谷

D.少泽

E.申脉

34.属于捻转补泻中补法的操作是

A.捻转角度小,用力轻,频率慢,操作时间短

B.捻转角度小,用力重,频率慢,操作时间短

C.捻转角度大,用力轻,频率快,操作时间短

D.捻转角度小,用力轻,频率慢,操作时间长

E.捻转角度大,用力轻,频率慢,操作时间短

35.辨证为痛痹者,治疗应加用

A.肾俞、关元

B.大椎、曲池

C.肝俞、太冲

D.膈俞、血海

E.阴陵泉、足三里

36.体温在39℃以上,但24小时内体温差达2℃以上,最低时仍高于正常水平。此种热型为

A.稽留热

B.弛张热

C.间歇热

D.回归热

E.波状热

37.引起胸痛伴有咳嗽、发热、呼吸困难最常见的疾病是

A.上呼吸道感染

B.大叶性肺炎

C.支气管哮喘

D.急性心肌梗死

E.急性左心衰竭

38.气管移向患侧见于

A.气胸

B.肋骨骨折

C.胸腔积液

D.肺气肿

E.肺不张

39.二尖瓣狭窄时的听诊特点是

A.心尖部收缩期吹风样杂音

B.心尖部舒张期隆隆样杂音

C.主动脉瓣区舒张期叹气样杂音

D.胸骨左缘第3、4肋间粗糙的收缩期杂音

E.肺动脉瓣区舒张期杂音

40.长期服用肾上腺糖皮质激素的患者会出现

A.二尖瓣面容

B.满月面容

C.急性病容

D.无欲貌

E.贫血面容

41.当内生肌酐清除率(Ccr)为15mL/min时,肾功

能的分期是

A. 肾功能正常

B. 肾衰竭代偿期

C. 肾衰竭失代偿期

D. 肾衰竭期

E. 肾衰竭终末期

42. 提示病毒复制,传染性强,持续阳性,表明肝细胞损害较重,且可转为慢性乙型肝炎的指标是

A. HBsAg

B. HBeAg

C. HBcAg

D. 抗 – HBs

E. 抗 – HBc

43. 不符合三度房室传导阻滞心电图特征的是

A. 心房率 < 心室率

B. 心房率 > 心室率

C. P – P 间期相等

D. R – R 间期相等

E. QRS 波群形态可正常,也可呈宽大畸形

44. X 线透视可见两侧膈下有半月形透亮气体影的是

A. 消化性溃疡

B. 溃疡性结肠炎

C. 胃癌

D. 肠梗阻

E. 胃肠道穿孔

45. 肾上腺素的临床应用是

A. 房室传导阻滞

B. 心脏骤停

C. 甲状腺功能亢进症

D. 休克

E. 急性心肌梗死

46. 氯丙嗪常见的副作用是

A. 皮疹

B. 食欲减退

C. 帕金森综合征

D. 休克

E. 急性中毒

47. 地西泮的作用特点是

A. 安全范围小

B. 随剂量增加依次出现镇静及催眠作用

C. 加大剂量可引起全身麻醉

D. 有肝药酶诱导作用

E. 有明显后遗效应

48. 关于呋塞米的不良反应,错误的是

A. 血尿酸浓度降低

B. 低钾血症

C. 低钠血症

D. 耳毒性

E. 低氯性碱中毒

49. 治疗强心苷中毒引起的快速型心律失常首选

A. 奎尼丁

B. 胺碘酮

C. 普鲁卡因胺

D. 苯妥英钠

E. 维拉帕米

50. 下列关于糖皮质激素临床应用的叙述,不正确的是

A. 暴发型流行性脑膜炎

B. 鹅口疮

C. 中毒性细菌性痢疾

D. 过敏性休克

E. 重症伤寒

51. 下列肝炎,其病毒属病毒 DNA 的是

A. 甲型

B. 乙型

C. 丙型

D. 丁型

E. 戊型

52. 下列各项,不属流感治疗原则的是

A. 及早应用抗流感病毒药物

B. 加强支持治疗和防治并发症

C. 合理应用对症治疗药物

D. 常规应用抗生素

E. 隔离患者

53. 下列有关中毒型菌痢脑型与流行性乙型脑炎鉴别的叙述,最有意义的是

A. 起病急骤

B. 呼吸衰竭

C. 早期出现休克

D. 高热、昏迷、抽搐

E. 粪便常规检查有无白细胞

54. 下列几项中,不属于艾滋病典型表现的是

A. 口咽念珠菌感染

B. 长期发热

C. 头痛,进行性痴呆

D. 皮肤黏膜出血

E. 慢性腹泻

55. 下列霍乱的治疗措施,最重要的是

　　A. 补液

　　B. 镇静

　　C. 止痛

　　D. 降温

　　E. 止泻

56. 下列哪项不是中毒型菌痢的临床特征

　　A. 急性高热,反复惊厥,昏迷

　　B. 腹痛、腹泻明显

　　C. 迅速发生休克,呼吸衰竭

　　D. 大便常规检查发现大量白细胞

　　E. 脑脊液检查正常

57. 1976 年美国学者提出的医患关系基本模式是

　　A. 主动 – 被动型,互相 – 合作型,平等参与型

　　B. 主动 – 合作型,相互 – 指导型,共同参与型

　　C. 主动 – 配合型,指导 – 合作型,共同参与型

　　D. 主动 – 被动型,指导 – 合作型,共同参与型

　　E. 主动 – 被动型,共同参与型,父权主义型

58. 临床诊疗道德中,最优化原则是指

　　A. 积极充分利用现实条件,严肃认真做出符合病情实际的判断

　　B. 认真实施有效治疗

　　C. 疗效最佳,安全无害,痛苦最小,耗费最少

　　D. 尊重患者的生命价值,不随意泄露患者隐私

　　E. 力争尽快地对疾病做出诊断,主动迅速地治疗

59. 下列情形以劣药论处的是

　　A. 变质的

　　B. 被污染的

　　C. 标明的适应证超出规定范围的

　　D. 超过有效期

　　E. 药监部门规定禁止使用的

60. 医疗机构发现甲类传染病时,对疑似病人应依法及时采取的措施是

　　A. 确诊前在指定场所进行单独隔离治疗

　　B. 进行医学观察

　　C. 予以隔离治疗

　　D. 公安机关协助采取强制措施

　　E. 采取预防措施

A2 型选择题(61 ~ 98 题)

答题说明

　　每一道试题是以一个小案例出现的,其下面都有 A、B、C、D、E 五个备选答案。请从中选择一个最佳答案。

61. 患者,女,23 岁。面色赤,恶寒发热,肌肤灼热,烦躁不安,呼吸气粗,喘促痰鸣,口干喜饮,小便短赤涩痛,大便秘结奇臭,舌红绛,苔黄黑生芒刺,脉浮数。属于

　　A. 阳证

　　B. 阴证

　　C. 表证

　　D. 里证

　　E. 热证

62. 患者,女,52 岁。体弱消瘦,神疲思睡,动则心悸,常自汗出,疲倦乏力,阴挺,面色不华,舌淡,脉沉细无力。属于

　　A. 气郁

　　B. 气陷

　　C. 气脱

D. 气逆

E. 气虚

63. 患者,女,50 岁。经常白天汗出,活动后尤甚,兼见畏寒肢冷,神疲乏力,小便清长,大便溏等症。属于

　　A. 气虚

　　B. 血虚

　　C. 阴虚

　　D. 阳虚

　　E. 气阴两虚

64. 患者身患外感实热证,兼见喘咳,气不能接续,甚则心悸气短。其病机是

　　A. 实中夹虚

　　B. 虚中夹实

　　C. 真虚假实

D. 真实假虚

E. 因虚致实

65. 患者中年妇女,形体肥胖,咳嗽痰多,胸脘痞闷,呕恶,纳呆,头晕目眩,舌苔腻,脉滑。属于

A. 痰证

B. 饮证

C. 水停证

D. 血瘀证

E. 血寒证

66. 患者,男,36 岁。眩晕耳鸣,头目胀痛,面红目赤,急躁易怒,失眠多梦,头重脚轻,腰膝酸软,舌红少津,脉弦有力。其辨证是

A. 肝火炽盛证

B. 肝胆湿热证

C. 肝阳上亢证

D. 肺热壅盛证

E. 肝火犯肺证

67. 患者,女,30 岁。经来提前,经量多、色淡质稀,兼见面色淡白,气短懒言,肢软无力,头晕心悸,舌淡脉细弱。属于

A. 气虚不固

B. 瘀阻胞络

C. 阴虚火旺

D. 寒凝血瘀

E. 阳盛血热

68. 患者,女,37 岁。尿血 3 天,尿中夹有砂石,伴尿频,尿道灼热涩痛,舌红苔黄,脉滑数。属于

A. 心火下移

B. 膀胱湿热

C. 肝经湿热

D. 血分热盛

E. 中焦湿热

69. 患者,男,68 岁。3 个月来经常感觉耳鸣,声小如闻蝉鸣,按之鸣减,伴腰膝酸软。属于

A. 肝风内动

B. 肝胆火盛

C. 肝肾阴虚

D. 气血亏损

E. 肝火上炎

70. 患者,男,45 岁。患慢性胃炎 10 余年,近 1 周来干呕时作,口渴心烦,胃脘隐痛,饥而不欲食,大便干结,小溲短黄,舌红少苔,脉细偏数。属于

A. 食滞胃脘

B. 胃火炽盛

C. 胃阴亏虚

D. 肝气犯胃

E. 脾胃虚弱

71. 患儿,男,13 岁。高热不退 5 天余,咳嗽,咳痰,痰中带脓血、味腥臭,胸痛,小便黄,大便干结,舌红苔黄腻,脉滑数。属于

A. 风热犯肺

B. 肺热炽盛

C. 痰热壅肺

D. 肺阴亏虚

E. 胃火炽盛

72. 患者,女,38 岁,已婚。近半年来,月经 40～45 天一行,量少、色暗、时有血块,经时小腹及乳房作胀,舌略暗,苔薄白,脉弦。应首先考虑的是

A. 气滞血瘀

B. 寒凝血瘀

C. 气血亏虚

D. 肾精不足

E. 脾气亏虚

73. 患者,男,70 岁。高血压病史 20 年。近日因睡眠不好,出现头部胀痛,眩晕耳鸣,腰膝酸软。此为

A. 肝气郁滞

B. 肝阳上亢

C. 肝火上炎

D. 肝阴不足

E. 肾阴亏虚

74. 患者,男,54 岁。头晕目眩,昏眩欲仆,伴耳鸣,腰膝酸软,舌淡,脉沉细。针灸治疗除主穴外,还应选用

A. 行间、侠溪、太溪

B. 头维、丰隆、中脘

C. 气海、脾俞、胃俞

D. 太溪、悬钟、三阴交

E. 血海、膈俞、内关

75. 患者,男,27 岁。突然出现右半身活动不利,舌强语謇,兼眩晕头痛,烦躁,舌红,苔黄,脉弦而有力。针灸治疗除主穴外,应加用

A. 丰隆、合谷

B. 曲池、内庭

C.太冲、太溪

D.足三里、气海

E.太溪、风池

76. 患者,女,30 岁。微恶风寒,发热重,浊涕,痰稠或黄,咽喉肿痛,苔薄黄,脉浮数。治疗取大椎穴,宜采用的刺灸法是

　　A.刺络拔罐法

　　B.毫针捻转补法

　　C.毫针提插补法

　　D.毫针平补平泻法

　　E.温针灸

77. 患者,女,56 岁。双膝关节疼痛 3 天,痛处固定,遇寒痛增,关节活动受限,苔薄白,脉弦紧。在阿是穴、膝眼、阳陵泉、梁丘基础上,应辨证加取

　　A.大椎、曲池

　　B.膈俞、血海

　　C.肾俞、关元

　　D.膝阳关、太溪

　　E.阴陵泉、足三里

78. 患者,男,65 岁。耳中如蝉鸣,时作时止,按之鸣声减弱,听力亦下降,同时伴腰膝酸软,乏力,脉虚细。治疗宜选取

　　A.翳风、侠溪、中渚、太冲、丘墟

　　B.翳风、侠溪、中渚、外关、合谷

　　C.太溪、照海、听宫、脾俞、足三里

　　D.太溪、照海、听宫、气海

　　E.太溪、照海、听宫、肾俞

79. 患者,男,29 岁。胁部皮肤灼热疼痛2天后患部皮肤出现簇集粟粒大小丘状疱疹,呈带状排列,疱壁紧张,口苦,心烦,脉弦数。治疗本病除局部阿是穴、夹脊外,宜选取

　　A.神门、大陵

　　B.合谷、列缺

　　C.血海、三阴交

　　D.阴陵泉、内庭

　　E.行间、侠溪

80. 患者,男,32 岁。两年前因高处跌落致腰痛,至今未愈,腰部僵硬,刺痛明显。治疗除选取主穴外,应加用

　　A.志室、太溪

　　B.次髎、膈俞

　　C.风池、腰阳关

D.命门、太冲

E.太溪、肝俞

81. 患者,男,30 岁。胃脘胀满,攻痛连胁,嗳气频频,兼呕逆酸苦,苔薄白,脉沉弦。治疗取穴应当以

　　A.足太阴脾经、足阳明胃经穴为主

　　B.足厥阴肝经、足少阴肾经穴为主

　　C.背俞穴、任脉经穴为主

　　D.足阳明胃经、任脉经穴为主

　　E.足厥阴肝经、足阳明胃经穴为主

82. 患者,男,45 岁。大便秘结不通,排便艰难,伴腹胀痛,身热,口干口臭,喜冷饮,舌红苔黄,脉滑数。治疗除选取主穴外,还应选用的穴位是

　　A.足三里、三阴交

　　B.中脘、太冲

　　C.神阙、关元

　　D.合谷、曲池

　　E.气海、脾俞

83. 患儿,男,5 岁。睡中遗尿,面色㿠白,精神疲乏,畏寒,舌淡,脉沉细。针灸治疗取关元、中极、膀胱俞、三阴交,以及

　　A.肺俞、气海

　　B.肾俞、命门

　　C.曲骨、阴陵泉

　　D.百会、神门

　　E.肝俞、太冲

84. 患者,女,30 岁。晨起后发现右侧项背牵拉疼痛,头向右侧倾斜,颈项活动受限。针灸治疗除局部取穴外,还可用

　　A.督脉、肝经穴

　　B.小肠经、胆经穴

　　C.膀胱经、肝经穴

　　D.胆经、肝经穴

　　E.肝经、膀胱经穴

85. 患者2 天前受凉后出现右侧面部肌肉板滞,额纹消失,眼裂变大,鼻唇沟变浅,口角歪向左侧,舌淡,苔薄白,脉浮紧。治疗除选取面部穴位、合谷外,还应取

　　A.外关、关冲

　　B.风府、风池

　　C.太冲、曲池

　　D.列缺、风池

E.内庭、足三里

86.患者,男,40岁。牙痛2天,左侧颊部微肿,便秘,口苦,舌红苔黄,脉数。治疗应主要选以下哪组经络
A.手阳明经、足少阳经
B.手阳明经、足阳明经
C.手阳明经、足太阳经
D.手阳明经、手少阳经
E.手阳明经、手少阴经

87.患者,男,35岁。突发右上腹胁肋区绞痛、拒按,阵发性加剧,可向右肩部放射。针灸治疗应选取的主穴是
A.胆囊、百会、神门、太溪
B.胆囊、阳陵泉、行间、侠溪
C.胆囊、肾俞、命门、太溪
D.胆囊、阴陵泉、胆俞、太溪
E.胆囊、阳陵泉、胆俞、日月

88.患者,男,45岁。自觉心慌,时息时作,健忘,失眠。治疗应首选
A.三阴交
B.神门
C.足三里
D.太溪
E.合谷

89.患者,男,30岁。右上齿痛2天,伴龈肿,口渴,形寒身热,脉浮数。针灸治疗除取合谷、颊车、下关外,还可取
A.二间
B.内庭
C.外关
D.太溪
E.太冲

90.患者,男,50岁。臀部及大腿后侧、小腿后外侧、足外侧呈放射样、烧灼样疼痛。痛势隐隐,喜揉喜按,劳则加重,舌淡,脉细。针灸治疗时除选主穴外,还可取
A.委中、承山
B.环跳、阳陵泉
C.外关、三阴交
D.足三里、三阴交
E.太冲、太溪

91.患者,男,30岁。患痔疮多年,针灸治疗时常取

的穴位是
A.支沟
B.承山
C.天枢
D.足三里
E.三阴交

92.患者,女,45岁。患肺痨多年,门诊瘢痕灸治疗。关于瘢痕灸的说法,下列不正确的是
A.选用大小适宜的艾炷
B.施灸前先在所灸腧穴部位涂以少量大蒜汁
C.每壮艾炷不必燃尽,燃剩1/4时应易炷再灸
D.灸后1周左右,施灸部位化脓形成灸疮
E.常用于治疗哮喘、肺痨、瘰疬等慢性顽疾

93.患者,女,33岁。后枕部头痛剧烈,连及项部。针灸治疗时选取的主穴是
A.风池、百会、头维、太阳、合谷
B.天柱、后顶、阿是穴、后溪、申脉
C.百会、四神聪、阿是穴、内关、太冲
D.风池、太阳、率谷、阿是穴、外关、足临泣
E.头维、印堂、阳白、阿是穴、合谷、内庭

94.患者,女,23岁。头晕头痛,针刺头部的穴位时,应用
A.指切进针法
B.夹持进针法
C.提捏进针法
D.舒张进针法
E.套管进针法

95.患者外感风寒,咽喉红肿疼痛,吞咽困难,咽干,咳嗽。治疗应首选
A.合谷
B.内庭
C.太溪
D.鱼际
E.廉泉

96.患者腰部扭伤,痛在腰部正中,舌质淡红,脉弦。针灸治疗除取阿是穴、腰痛点、委中外,还应选取
A.太冲
B.阳陵泉
C.太溪
D.手三里
E.后溪

97.患者,女,50岁。头痛隐隐,遇劳发作,兼头晕,

神疲乏力,面色不华,舌淡,脉细弱。其辨证为

A.肾虚头痛

B.血虚头痛

C.痰浊头痛

D.瘀血头痛

E.肝阳上亢头痛

98.患者,男,50岁。肩关节疼痛,痛有定处,抬举困

难,夜间痛甚,劳累加剧。治疗应首选

A.手太阳经穴

B.近取穴

C.分部近取穴与远取穴相结合

D.循经取穴

E.手少阳经穴

B1 型选择题(99~150题)

答题说明

以下提供若干组考题,每组考题共用在考题前列出的 A、B、C、D、E 五个备选答案。请从中选择一个最佳答案。某个备选答案可能被选择一次、多次或不被选择。

A.青

B.赤

C.黄

D.白

E.黑

99.属于"土"之五色是

100.属于"火"之五色是

A.爪

B.毛

C.唇

D.发

E.面

101.脾其华在

102.肾其华在

A.膀胱

B.三焦

C.小肠

D.大肠

E.胆

103.主决断的腑是

104.通行元气的腑是

A.因人制宜

B.因时制宜

C.因地制宜

D.治未病

E.扶助正气

105.治病时考虑年龄属于

106.用寒远寒,用热远热属于

A.胖舌

B.瘦舌

C.点刺舌

D.嫩舌

E.强硬舌

107.脏腑积热的舌象是

108.风痰阻络的舌象是

A.心阳虚证

B.心脉痹阻证

C.心阴虚证

D.心血虚证

E.心气虚证

109.心悸怔忡,形寒肢冷,气短心痛者,其辨证是

110.心悸,胸闷,气短,精神疲倦者,其辨证是

A.桑寄生

B.蕲蛇

C.五加皮

D.威灵仙

E.木瓜

111.具有祛风湿、补肝肾、强筋骨、安胎功效的药物是

112.具有祛风湿、补肝肾、强筋骨、利水功效的药物是

A. 风湿痹痛

B. 湿热黄疸

C. 血虚失眠

D. 肾虚腰痛

E. 肠燥便秘

113. 川芎的主治病证是

114. 郁金的主治病证是

A. 侧柏叶

B. 地榆

C. 大蓟

D. 槐花

E. 小蓟

115. 既善于治疗吐衄便血,又善于治疗肝火上炎之头痛目赤的药物是

116. 既善于治疗吐衄便血,又善于治疗肺热咳嗽有痰的药物是

A. 芒硝、桃仁

B. 枳实、厚朴

C. 芍药、桃仁

D. 大黄、桃仁

E. 芒硝、杏仁

117. 大承气汤的组成药物中含有

118. 麻子仁丸的组成药物中含有

A. 阴中求阳

B. 填精化血

C. 培土生金

D. 壮水制火

E. 滋水涵木

119. 参苓白术散的方药配伍体现的是

120. 金匮肾气丸的方药配伍体现的是

A. 紫雪

B. 至宝丹

C. 苏合香丸

D. 羚角钩藤汤

E. 安宫牛黄丸

121. 高热烦躁,神昏谵语,舌红或绛,脉数有力。治宜选用

122. 突然昏倒,牙关紧闭,不省人事,苔白,脉迟。治

宜选用

A. 中极

B. 关元

C. 中脘

D. 气海

E. 膻中

123. 位于上腹部,脐中上 4 寸,前正中线上的腧穴是

124. 位于下腹部,脐中下 4 寸,前正中线上的腧穴是

A. 短针

B. 长针

C. 皮肤松弛部位的腧穴

D. 皮肤紧张部位的腧穴

E. 皮肉浅薄部位的腧穴

125. 指切进针法适宜于

126. 舒张进针法适宜于

A. 百日咳

B. 慢性支气管炎

C. 气管异物

D. 喉癌

E. 支气管扩张症

127. 犬吠样咳嗽常见于

128. 咳嗽伴声音嘶哑常见于

A. 匙状甲

B. 指间关节梭形

C. 肢端肥大症

D. 爪形手

E. 杵状指

129. 尺神经损伤常出现的体征是

130. 垂体前叶肿瘤常出现的体征是

A. 淡红色尿

B. 淡黄色尿

C. 酱油色尿

D. 深黄色尿

E. 乳白色尿

131. 急性溶血时,可出现的是

132. 丝虫病患者,可出现的是

A. 肾上腺素

B. 去甲肾上腺素

C. 异丙肾上腺素

D. 多巴胺

E. 麻黄碱

133. 治疗过敏性休克,应首先考虑的药物是

134. 治疗心肌收缩力减弱、尿量减少而血容量已补足的休克,应首先考虑的药物是

A. 氯丙嗪

B. 丙咪嗪

C. 碳酸锂

D. 地西泮

E. 利血平

135. 上述各项,属抗抑郁症药物的是

136. 上述各项,属抗精神分裂症药物的是

A. 格列喹酮

B. 罗格列酮

C. 伏格列波糖

D. 二甲双胍

E. 阿卡波糖

137. 主要通过增加肌肉和脂肪组织对胰岛素的敏感性而发挥降糖功能的药物是

138. 直接作用于胰岛 B 细胞,刺激内源性胰岛素释放的药物是

A. 伤寒

B. 中毒型菌痢

C. 流行性乙型脑炎

D. 急性病毒性肝炎

E. 流行性出血热

139. 血白细胞增多,血小板明显减少,多见于

140. 血白细胞增多,异型淋巴细胞比例常高于10%,多见于

A. 10 年以上

B. 6~8 年

C. 12~18 个月

D. 6~12 个月

E. 7~14 天

141. 艾滋病急性感染期持续时间通常为

142. 艾滋病的无症状感染期持续时间一般为

A. 轻型

B. 普通型

C. 迁延型

D. 逍遥型

E. 暴发型

143. 伤寒患者,症状较轻,病程短,于 1~2 周即可痊愈,其临床分型是

144. 伤寒患者,症状轻,可照常工作,因肠穿孔就医而被发现,其临床分型是

A. 志贺痢疾杆菌

B. 福氏痢疾杆菌

C. 宋内痢疾杆菌

D. 鲍氏痢疾杆菌

E. 舒氏痢疾杆菌

145. 在外环境中生存能力最强的痢疾杆菌是

146. 感染后易转为慢性的痢疾杆菌是

A. 尊重病人的生命

B. 尊重病人的人格与尊严

C. 尊重病人平等的医疗与健康权利

D. 注重对社会利益及人类健康利益的维护

E. 病人的法律地位

147. 医学人道主义的核心内容中不包括

148. 医学人道主义的根本思想是

A. 调查、控制和医疗救治

B. 统一领导、分级负责

C. 统一领导、统一指挥

D. 预防为主、常备不懈

E. 预防为主

149. 传染病防治的方针是

150. 突发事件应急工作应当遵循的方针是

A1 型选择题(1~53 题)

> **答题说明**
>
> 每一道试题下面有 A、B、C、D、E 五个备选答案。请从中选择一个最佳答案。

1. 目前公认的支气管哮喘最重要的发病机制是
   A. 气道炎症
   B. 饮食不节
   C. 情志激动
   D. 外邪侵袭
   E. 吸烟多年

2. 下列各项中,慢性肺源性心脏病并发症不常见的是
   A. 肺性脑病
   B. 上消化道出血
   C. 酸碱平衡失调及电解质紊乱
   D. 休克
   E. 肺梗死

3. 下列各项中,不属于房性早搏心电图表现的是
   A. 提早出现的 P′波,形态与窦性 P 波不同
   B. P′ – R > 0.12 秒
   C. QRS 波群形态正常,亦可增宽(室内差异性传导)或未下传
   D. 代偿间歇不完全
   E. 代偿间歇完全

4. 中医治疗快速心律失常心神不宁证,应首选的方剂为
   A. 归脾汤加减
   B. 天王补心丹加减
   C. 生脉散加减
   D. 黄连温胆汤加减
   E. 安神定志丸加减

5. 目前诊断慢性胃炎最可靠的方法是
   A. X 线钡餐检查
   B. 血清胃泌素测定
   C. 胃镜检查加活检
   D. 胃酸测定
   E. 血清抗壁细胞抗体测定

6. 溃疡性结肠炎的疼痛特点是
   A. 左下腹痛,便后缓解
   B. 右下腹痛,餐后缓解
   C. 左下腹痛,便后加重
   D. 全腹痛,便后缓解
   E. 右下腹痛,餐后加重

7. 温胆汤合桃红四物汤常用于治疗哪型急性白血病
   A. 痰热瘀阻
   B. 阴虚火旺
   C. 气阴两虚
   D. 湿热内蕴
   E. 热毒炽盛

8. 治疗白细胞减少症气血两虚证,应首选的方剂是
   A. 黄芪建中汤
   B. 归脾汤
   C. 右归丸
   D. 生脉散
   E. 犀角地黄汤

9. 治疗甲状腺危象的首选药是
   A. 丙硫氧嘧啶
   B. 甲硫氧嘧啶
   C. 甲咪唑
   D. 卡比马唑
   E. 氢化可的松

10. 糖尿病微血管并发症是
    A. 糖尿病肾病
    B. 糖尿病性冠心病
    C. 糖尿病足
    D. 糖尿病下肢动脉硬化闭塞症
    E. 糖尿病性脑血管病

11. 治疗类风湿关节炎活动期湿热痹阻证的首选方剂是
    A. 丁氏清络饮
    B. 桂枝芍药知母汤
    C. 独活寄生汤
    D. 三仁汤
    E. 四妙丸

12. 治疗脑血栓形成痰热腑实,风痰上扰证,应首选的方剂是
    A. 天麻钩藤汤

B. 真方白丸子

C. 补阳还五汤

D. 镇肝息风汤

E. 星蒌承气汤

13. 腰麻后最易出现的并发症是

A. 头痛

B. 呕吐

C. 发热

D. 下肢疼痛

E. 下肢麻木

14. 甲状腺手术的拆线时间是

A. 4~5 天

B. 6~7 天

C. 7~9 天

D. 10~12 天

E. 14 天

15. 暑疖的常用治法为

A. 祛风清热利湿

B. 健脾和胃

C. 托毒生肌

D. 补益气血

E. 清热利湿解毒

16. 下列选项不是肿瘤的转移途径的是

A. 远位转移

B. 血道转移

C. 接种转移

D. 直接蔓延

E. 淋巴道转移

17. 下列哪项不是肠梗阻的手术指征

A. 不完全性肠梗阻

B. 应用非手术疗法,经 6~8 小时病情不见好转

C. 有腹膜刺激征或弥漫性腹膜炎征象的各型肠梗阻

D. 肿瘤及先天性肠道畸形等不可逆转的器质性病变引起的肠梗阻

E. 绞窄性肠梗阻

18. 治疗乳腺纤维瘤肝郁痰凝证,应首选的方剂是

A. 柴胡疏肝散

B. 丹栀逍遥散

C. 二陈汤加减

D. 逍遥散合二陈汤

E. 逍遥散合香贝养荣汤

19. 下列各项,不属于女性内生殖器的是

A. 小阴唇

B. 阴道

C. 子宫

D. 输卵管

E. 卵巢

20. 关于预产期的算法,正确的是

A. 从末次月经第 1 日算起,月份减 9 或加 3,日数加 7

B. 从末次月经第 1 日算起,月份减 3 或加 9,日数加 7

C. 从末次月经最后一天算起,月份减 9 或加 3,日数加 7

D. 从末次月经最后一天算起,月份减 3 或加 9,日数加 7

E. 从同房日算起,月份减 3 或加 9,日数加 7

21. 治疗痰火上扰型子痫,应首选的方剂是

A. 白术散

B. 牛黄清心丸

C. 羚角钩藤汤

D. 杞菊地黄丸

E. 半夏白术天麻汤

22. 治疗湿热下注型外阴鳞状上皮增生,应首选的方剂是

A. 黑逍遥散

B. 龙胆泻肝汤

C. 归肾丸

D. 人参养荣汤

E. 右归丸

23. 生育期无排卵性功血的治疗原则是

A. 减少月经量,纠正贫血

B. 调整周期,减少月经量

C. 调整垂体与性腺功能

D. 止血,调整周期,促排卵

E. 促进子宫发育,调整垂体功能

24. 下列各项,不属于宫内节育器的禁忌证的是

A. 月经过多过频

B. 生殖器急性炎症

C. 正常产后 6 个月

D. 子宫畸形

E. 重度宫颈糜烂

E. 凉膈散

25. 自胎儿娩出脐带结扎时开始至 28 天之前,应属于
    A. 新生儿期
    B. 幼儿期
    C. 婴儿期
    D. 学龄期
    E. 学龄前期

26. 小儿 1 岁时,头围是
    A. 38cm
    B. 46cm
    C. 50cm
    D. 52cm
    E. 64cm

27. 治疗心脾积热型鹅口疮,应首选的方剂是
    A. 泻心导赤散
    B. 知柏地黄丸
    C. 参苓白术散
    D. 清热泻脾散

28. 关于病毒性脑炎的常见临床表现,错误的是
    A. 肢体突然瘫痪
    B. 婴儿烦躁不安,激惹
    C. 年长儿自诉头痛
    D. 嗜睡、昏睡
    E. 发热

29. 原发免疫性血小板减少症急性型的病程是
    A. 病程≤1 个月
    B. 病程≤3 个月
    C. 病程≤6 个月
    D. 病程≤10 个月
    E. 病程≤12 个月

30. 过敏性紫癜血热妄行证的首选方剂是
    A. 银翘散
    B. 犀角地黄汤
    C. 四妙散
    D. 葛根黄芩黄连汤合小承气汤
    E. 茜根散

A2 型选择题(31 ~ 78 题)

答题说明

每一道试题是以一个小案例出现的,其下面都有 A、B、C、D、E 五个备选答案。请从中选择一个最佳答案。

31. 患者,男,56 岁。患慢性阻塞性肺疾病 10 余年,近日感冒后病情加重,症见喘息咳逆,呼吸急促,胸部胀闷,痰多稀薄而带泡沫,色白质黏,常有头痛,恶寒,或有发热,口不渴,无汗,苔薄白而滑,脉浮紧。治疗应首选的方剂是
    A. 麻杏甘石汤加减
    B. 麻黄汤合华盖散
    C. 补虚汤合参蛤散
    D. 平喘固本汤加减
    E. 桑白皮汤加减

32. 患者,男,37 岁。患肺结核 1 年有余,曾予化疗药物。现症见咳嗽无力,气短声低,咳痰清稀,色白、量较多,偶或咯血,血色淡红,午后潮热,伴有畏风怕冷,自汗与盗汗并见,纳少神疲,便溏,面白,舌质光淡,边有齿印,苔薄,脉细弱而数。其辨证是
    A. 肺阴亏损证

    B. 阴虚火旺证
    C. 气阴耗伤证
    D. 阴阳两虚证
    E. 肺气亏虚证

33. 患者,女,30 岁。刺激性咳嗽 3 个月,伴痰中带血,X 线示右上肺叶部分不张,纤维支气管镜检查见右肺上叶支气管开口处有菜花样肿物,质脆,易出血。病理尚未回报。应首先考虑的诊断是
    A. 肺脓肿
    B. 肺门淋巴结结核
    C. 肺良性肿瘤
    D. 支气管肺癌
    E. 结核球

34. 患者,女,55 岁。快速心律失常 5 年,现症见心悸气短,活动尤甚,眩晕乏力,失眠健忘,面色无华,纳呆食少,舌质淡,苔薄白,脉细弱。其中医

治法是

A. 补血养心,益气安神

B. 益气养阴,益气安神

C. 益气活血,益气安神

D. 益气温阳,益气安神

E. 温补心肾,益气安神

35. 患者,男,35 岁。有吸烟史。反复发作咳嗽、咳痰,咳嗽夜间多于白天,无其他明显体征,肺功能检查无异常。临床初步诊断为慢性支气管炎。该病最常见的并发症是

A. 支气管扩张症

B. 阻塞性肺气肿

C. 支气管哮喘

D. 支气管肺炎

E. 慢性肺源性心脏病

36. 患者,男,52 岁。右上腹疼痛 2 个月,右胁胀满,烦躁易怒,恶心纳呆,面色萎黄不荣,口苦咽干,小便黄赤,大便干黑,舌暗有瘀斑,苔薄白,脉弦涩。实验室检查:甲胎球蛋白 510ng/mL。B 型超声检查示右肝占位性病变,直径 5cm。辨证为

A. 热毒伤阴

B. 湿热瘀毒

C. 气滞血瘀

D. 水湿内停

E. 肝脾瘀血

37. 患者,女,24 岁。反复饥饿痛、夜间痛 1 年,再发 1 周伴呕吐,呕吐物为大量酸臭宿食。查体:心率 80 次/分,上腹部有振水音。应首先考虑的诊断是

A. 胃窦癌

B. 急性肠梗阻

C. 消化性溃疡合并幽门梗阻

D. 急性胆囊炎

E. 急性胰腺炎

38. 患者,男,43 岁。慢性肾小球肾炎病史 3 年。现症见面色无华,少气乏力,手足心热,腰酸痛,舌红,少苔,脉细。查体:血压 150/90mmHg。尿蛋白 1.5g/24 小时。应首选的中西医治疗方案是

A. 氢氯噻嗪,玉屏风散合金匮肾气丸

B. 氯沙坦,参芪地黄汤

C. 缬沙坦,杞菊地黄丸

D. 贝那普利,知柏地黄丸

E. 阿替洛尔,无比山药丸

39. 患者,男,35 岁。再生障碍性贫血 3 年。面色无华,头晕,气短,乏力,动则加剧,舌淡,苔薄白,脉细弱。治疗应首先考虑的方剂是

A. 右归丸合当归补血汤

B. 左归丸、右归丸合当归补血汤

C. 八珍汤

D. 六味地黄丸合桃红四物汤

E. 左归丸合当归补血汤

40. 患者,男,47 岁。因腹胀就诊,查体脾脏增大至脐下,质地坚实,表面光滑,切迹明显,无压痛,血象检查白细胞为 80×10^9/L,中性杆状核和晚幼粒细胞为多,骨髓象见各系细胞极度增生,以粒系为主,粒:红比例增至 30:1,应首先考虑的诊断是

A. 急性淋巴细胞性白血病

B. 慢性淋巴细胞性白血病

C. 急性髓细胞性白血病

D. 慢性髓细胞性白血病

E. 类白血病反应

41. 患者,男,25 岁。半年来常有心悸失眠,消瘦,神疲乏力,气短汗出,口干咽燥,手足心热,纳差便溏,双眼突出,颈前肿大,双手颤抖,舌淡红,少苔,脉细。诊断为甲状腺功能亢进症。其辨证是

A. 气滞痰凝

B. 肝火旺盛

C. 阴虚火旺

D. 气阴两虚

E. 气血两虚

42. 患者,男,46 岁。2 型糖尿病多年,口服多种降糖药,血糖控制差。现症尿频量多,浊如脂膏,腰膝酸软,口干乏力,头晕耳鸣,皮肤干燥,舌红少苔,脉细数。实验室检查:空腹血糖 10.9mmol/L,糖化血红蛋白 9.1%。应选用的中西医治疗方案是

A. 噻唑烷二酮,消渴方

B. 胰岛素,六味地黄丸

C. 磺脲类,金匮肾气丸

D. 双胍类,杞菊地黄丸

E. α-葡萄糖苷酶抑制剂,知柏地黄丸

43. 患者,男,55 岁。少尿、浮肿、视物模糊 2 年,伴有全身乏力,皮肤干燥,腰膝酸软,口中有尿臭味,舌红少苔,脉细。检查:血压 180/105mmHg,血钾 6.8mmol/L,血肌酐 640μmol/L。治疗应首选

    A. 降压药加羚角钩藤汤
    B. 降压药加镇肝息风汤
    C. 透析加杞菊地黄丸
    D. 透析加天麻钩藤饮
    E. 降压药加知柏地黄丸

44. 患者,男,30 岁。煤气中毒,经过积极抢救后苏醒,2 天后又出现神志不清,右侧肢体偏瘫,体温、血压正常,两肺呼吸音粗。应首选的治疗措施是

    A. 高压氧舱
    B. 地塞米松输注
    C. 甘露醇输注
    D. 维生素 C 输注
    E. 脑营养物质

45. 患者,女,55 岁。喘息,气粗,胸胀,喉中痰鸣,咳痰色黄,黏稠,口苦,身热,面赤,舌红苔黄厚,脉弦滑。治疗应首选的方剂是

    A. 小青龙汤
    B. 麻黄汤
    C. 桑白皮汤
    D. 六君子汤
    E. 三子养亲汤

46. 患者,女,40 岁。现症见胁肋胀痛或灼热疼痛,口苦口黏,胸闷纳呆,恶心呕吐,小便黄赤,大便不爽,身目发黄,舌红苔黄腻,脉弦滑数。其辨证是

    A. 肝郁气滞证
    B. 肝胆湿热证
    C. 肝阴不足证
    D. 肝胃不和证
    E. 胆郁脾虚证

47. 患者,男,50 岁。上腹部隐痛半年。胃镜检查见胃窦部小弯侧 3cm×2cm 溃疡,边缘隆起,质硬易出血,中央凹陷有厚苔,胃窦蠕动少。首选的治疗方法是

    A. 化学疗法

    B. 内镜疗法
    C. 手术治疗
    D. 药物治疗
    E. 细胞因子辅助治疗

48. 患者,男,30 岁。尿量急骤减少,恶心呕吐,意识障碍,躁动,四肢抽搐,全身浮肿,血压 150/100mmHg,心律不齐,听诊可闻及两肺满布湿啰音。应考虑的诊断是

    A. 急性肾炎
    B. 慢性肾炎
    C. 急性肾损伤
    D. 肝硬化腹水
    E. 泌尿系感染

49. 患者,男,63 岁。项部出现片状稍隆起的紫红色浸润区,质地坚韧,界限不清,中央形成多个脓栓。应首先考虑的诊断是

    A. 疖
    B. 痈
    C. 疽
    D. 丹毒
    E. 痰核

50. 患者,男,39 岁。面部突发肿物,直径约 1cm,质软,边界清楚,表面与皮肤粘连,肿物中央皮肤表面有一小孔。应首先考虑的诊断是

    A. 脂肪瘤
    B. 纤维瘤
    C. 神经纤维瘤
    D. 皮脂腺囊肿
    E. 动脉血管瘤

51. 患者,男,45 岁。因背部发现一肿物来诊,刻诊未诉明显异常感觉,挤压时偶有刺痛感。肿块表面皮肤正常,触诊瘤体柔软,呈分叶状,境界清楚。应首先考虑的诊断是

    A. 脂肪瘤
    B. 囊肿
    C. 纤维瘤
    D. 平滑肌瘤
    E. 神经纤维瘤

52. 患者,女,29 岁。右上腹痛反复发作 1 周,伴恶心、发热(38.5℃),墨菲征阳性,B 超显示胆囊增大,可见双边征,外周血白细胞升高。应诊断为

A. 急性单纯性胆囊炎

B. 急性化脓性胆囊炎

C. 慢性胆囊炎

D. 胆囊结石

E. 急性胰腺炎

53. 患者,女,26 岁。左侧急性乳腺炎 7 天,现左乳房红肿,疼痛剧烈,呈持续性搏动性疼痛,伴高热,口渴喜饮,舌苔黄,脉弦数。其治法是

A. 疏肝清胃,通乳散结

B. 清热解毒,通乳透脓

C. 疏肝理气,化痰软坚

D. 调理气血,通乳散结

E. 行气活血,软坚散结

54. 患者,女,49 岁。患肝病反复发作 20 余年,近日出现乏力、嗜睡、厌食、脾大、脾功能亢进、腹水。应首先考虑诊断是

A. 肝硬化代偿期

B. 门脉高压症

C. 急性肝炎

D. 黑热病

E. 肝性脑病

55. 患者,女,36 岁。肾绞痛突然发作,尿液检查可见镜下血尿。应首先考虑的诊断是

A. 肾结石

B. 膀胱结石

C. 急性睾丸炎

D. 尿道结石

E. 肾结核

56. 患者烧伤后 8 天,高热不退,入夜尤甚,神昏谵语,舌红绛,光剥无苔,脉细数。其辨证是

A. 火热伤津

B. 气阴两伤

C. 阴损及阳

D. 热入营血

E. 气营两燔

57. 患者,女,64 岁。突发性左下肢疼痛,明显肿胀,股三角区及小腿有明显压痛,并见明显静脉曲张,患肢皮肤呈暗红色。应首先考虑的诊断是

A. 浅静脉炎

B. 动脉硬化性闭塞症

C. 血栓闭塞性脉管炎

D. 下肢深静脉血栓形成

E. 下肢静脉曲张

58. 患者,男,58 岁。进行性吞咽困难 2 月余,上消化道 X 线钡餐造影见食管下段黏膜紊乱,部分管壁僵硬。为明确诊断,首选的检查是

A. PET – CT

B. 食管镜

C. 食管超声

D. 胸部增强 CT

E. 食管拉网

59. 患者,女,39 岁,已婚。停经 43 天,突发左下腹剧痛 2 小时,伴肛门坠胀,晕倒 1 次。对诊断最有意义的检查是

A. 尿妊娠试验

B. 诊断性刮宫

C. 后穹隆穿刺

D. 腹部平片

E. B 型超声波

60. 患者,女,29 岁,已婚。妊娠 53 天,呕吐剧烈,吐出物带血丝,消瘦明显,嘴唇燥裂,口渴,大便干燥,皮肤弹性差,精神萎靡,舌红,苔花剥,脉细滑无力。其辨证是

A. 脾胃虚弱证

B. 肝胃不和证

C. 痰湿阻滞证

D. 气阴两亏证

E. 阴虚火旺证

61. 患者,女,30 岁,已婚。产后血性恶露 4 周未止,量时多时少,色紫暗,夹血块,小腹疼痛拒按,舌紫暗,边尖有瘀斑、瘀点,脉沉涩。其辨证是

A. 血瘀证

B. 气滞证

C. 气虚证

D. 血虚证

E. 血寒证

62. 患者,女,26 岁,已婚。产后 1 月余,尿频伴夜尿多 1 周,腰膝酸软,头晕耳鸣,无尿痛,面色晦暗,舌淡,苔白滑,脉沉细无力。其辨证是

A. 脾虚证

B. 血瘀证

C. 气虚证

D. 气滞证

E. 肾虚证

63. 患者,女,38 岁。外阴奇痒难忍,灼热疼痛 1 周,自外用达克宁栓无明显好转。带下量多,色黄气秽,胸闷烦躁,口苦口干,小便黄,大便干,舌红,苔黄腻,脉弦数。妇科检查见局部皮肤黏膜粗糙肥厚。其中医治法是

A. 滋阴清热,养血通络

B. 健脾除湿,升阳止带

C. 清利湿热,通络止痒

D. 疏肝理气,活血解毒

E. 疏肝解郁,养血通络

64. 患者,女,53 岁,已婚。带下量多,色黄,阴道灼热干涩,腰膝酸软。妇科检查:阴道潮红,萎缩变薄。应首先考虑的治疗药物是

A. 知柏地黄汤与雌激素

B. 知柏地黄汤与甲硝唑

C. 易黄汤与雌激素

D. 易黄汤与甲硝唑

E. 龙胆泻肝汤与雌激素

65. 患者,女,22 岁。月经初潮 18 岁,月经不规律,2~3 个月一行,量少,色淡,质稀,1 年前劳累后月经停闭,至今未潮,舌淡,苔白,脉细无力。治疗应首选的方剂是

A. 人参养荣汤

B. 肾气丸

C. 八珍益母丸

D. 归肾丸

E. 当归地黄饮

66. 患者,女,25 岁,已婚。停经 35 日,阴道流血 1 日,血 hCG > 100kU/L,诊断为葡萄胎。子宫超过孕 14 周大,应首选的治疗措施是

A. 清除宫腔内容物

B. 手术切除子宫

C. 先清宫再切除子宫

D. 化疗

E. 先化疗再清宫

67. 患者,女,45 岁,已婚。月经量多 4 年,血红蛋白 60g/L。妇检:子宫增大如孕 12 周大小,质软硬不均,表面不平,部分有囊性感。盆腔 B 超示:子宫肌瘤。应首选的治疗措施是

A. 子宫切除

B. 手术剔除子宫肌瘤

C. 雄激素治疗

D. 宫腔镜治疗

E. 孕激素治疗

68. 患者,女,26 岁,已婚。妊娠 8 周,阴道出血量多,伴阵发性腹痛,诊断为难免流产。应首先考虑的治疗措施是

A. 尽快清宫

B. 卧床休息

C. 肌注抗生素

D. 给予止血药

E. 给予大剂量雌激素

69. 患儿,男,3 岁。发热,恶风,有汗,鼻流浊涕,咽红肿痛,舌质红,苔薄黄,指纹浮紫,兼见咳嗽较剧,痰多,喉间痰鸣。其中医治法是

A. 辛温宣肺,化痰止咳

B. 辛凉宣肺,清热化痰

C. 辛凉解表,清肺化痰

D. 辛温解表,宣肺化痰

E. 清热涤痰,开肺定喘

70. 患儿,女,4 岁。胸闷憋气,神疲乏力,时觉心前区疼痛,活动后诸症加重。2 周前曾患流行性腮腺炎。心电图示二度 Ⅱ 型房室传导阻滞。为明确诊断,下列检查中最有意义的是

A. 血培养

B. C 反应蛋白

C. 心肌酶学检查

D. 血沉

E. 抗链球菌溶血素"O"测定

71. 患儿,女,2 岁。患疱疹性口炎,舌上、舌边溃烂,色赤疼痛,烦躁多啼,小便短黄,舌尖红,苔薄黄。治疗应首先考虑的方剂是

A. 凉膈散

B. 泻心导赤散

C. 清热泻脾散

D. 清胃散

E. 泻黄散

72. 患儿,男,9 岁。颜面浮肿 1 个月,近日来波及下肢。查体:血压 128/83mmHg。实验室检查:尿常规蛋白(+ + +),红细胞 40 ~ 60 个/高倍视

野。应首先考虑的是

A. 慢性肾炎

B. 急进性肾炎

C. 肾炎性肾病

D. 单纯性肾病

E. 急性泌尿系感染

73. 患儿,女,2 岁。高热不退,头痛剧烈,恶心呕吐,神志不清,颈项强直,烦躁不安,四肢抽搐,舌质红绛,舌苔黄腻,脉滑数。治疗应首选的方剂是

A. 青蒿鳖甲汤合清络饮加减

B. 犀角地黄汤合增液汤加减

C. 清瘟败毒饮加减

D. 涤痰汤加减

E. 龙胆泻肝汤加减

74. 患儿,男,6 岁。支气管哮喘患儿,症见倦怠无力,食少便溏,面色萎黄无华,痰多而黏,咳吐不爽,胸脘满闷,恶心纳呆,舌质淡苔白腻,脉细弱。治疗应首选的方剂是

A. 四君子汤

B. 十全大补汤

C. 六君子汤

D. 苓桂术甘汤

E. 补中益气汤

75. 患儿,女,8 个月。未及时添加辅食和维生素 D。近 1 月来,多汗夜惊,烦躁不安,颅骨软化,前囟开大,乳牙未萌,发稀枕秃。治疗选用维生素 D 的剂量是

A. 每日 1000U

B. 每周 1500U

C. 每月 2000U

D. 每日 200U

E. 每日 3000U

76. 患儿,男,5 岁。突然高热,恶心呕吐,血压 90/60mmHg。神志昏迷,反复惊厥,四肢不温,肛门拭子查到脓血。舌质红,苔黄,脉数。应首先考虑的诊断是

A. 中毒型细菌性痢疾,休克型

B. 中毒型细菌性痢疾,脑型

C. 中毒型细菌性痢疾,肺型

D. 中毒型细菌性痢疾,混合型

E. 中毒型细菌性痢疾,普通型

77. 患儿,女,4 岁。脐周腹痛,时作时止,形体消瘦,饮食不振,面色萎黄,睡眠不安,夜间磨牙,面部可见淡白色白斑,巩膜有蓝色斑点。粪便镜检有蛔虫卵。治疗应首选的方剂是

A. 甘露消毒丹

B. 普济消毒饮

C. 使君子散

D. 乌梅丸

E. 健脾丸

78. 患儿,6 岁。突发咳喘哮鸣气促,喉间痰鸣,咳痰清稀色白,形寒无汗,面色青灰,张口抬肩,舌苔白腻,脉浮滑。治疗首选的方剂是

A. 小青龙汤合黑锡丹

B. 小青龙汤合三子养亲汤

C. 华盖散

D. 三拗汤合河车大造丸

E. 苏子降气汤

A3 型选择题(79～120 题)

答题说明

以下提供若干个案例,每个案例下设 3 道考题。请根据题干所提供的信息,在每一道考题下面的 A、B、C、D、E 五个备选答案中选择一个最佳答案。

(79～81 题共用题干)

患者,女,42 岁。3 天前突发寒战高热,咳嗽咯痰,伴右侧胸痛。现症见:咳嗽,咯痰黄稠,呼吸气促,高热不退,胸膈痞满,按之疼痛,口渴烦躁,小便黄赤,大便干燥,舌红苔黄,脉滑数。查体:口唇发绀,呼吸急促,双肺呼吸音粗,右下肺叩浊音,可闻及管状

呼吸音。实验室检查:血常规:白细胞总数 15.6 × 10^9/L,中性粒细胞百分比 86%。X 线示:右下肺大片炎症浸润阴影。

79. 其病证结合诊断是

A. 肺炎,痰热壅肺证

B. 肺结核,痰热壅肺证

C.急性呼吸窘迫综合征,痰湿阻滞证

D.支气管扩张症,热闭心神证

E.慢性支气管炎急性发作,痰热阻肺证

80.**其中医治法是**

  A.祛湿化痰,清热解毒

  B.活血散瘀,行气化滞

  C.清热化痰,宽胸止咳

  D.清热解毒,活血化痰

  E.养阴清热,解毒散结

81.**治疗应首选的方剂是**

  A.清气化痰汤合千金苇茎汤

  B.清热化痰汤合泻白散

  C.麻杏甘石汤合泻白散

  D.麻杏甘石汤合千金苇茎汤

  E.麻杏甘石汤合桑菊饮

(82~84题共用题干)

患者,男,63岁。心悸乏力,气短,偶有晕厥,伴有汗出倦怠,面色苍白,形寒肢冷,舌质,淡白苔,脉沉迟。心电图结果显示:窦性P波,P-P间期规则,P波与QRS波群无关系,P波频率88次/分,QRS波群40次/分。

82.**最可能的诊断是**

  A.病窦综合征

  B.三度房室传导阻滞

  C.二度Ⅰ型房室传导阻滞

  D.窦房传导阻滞

  E.窦性停搏

83.**其中医治法是**

  A.温补心阳,通脉定悸

  B.温补心肾,温阳利水

  C.益气养阴,养心通脉

  D.理气化痰,宁心通脉

  E.活血化瘀,理气通络

84.**西医治疗最为恰当的是**

  A.静点异丙肾上腺素

  B.静推阿托品

  C.植入人工心脏起搏器

  D.氢化可的松静点

  E.硝酸甘油静点

(85~87题共用题干)

患者,男,40岁。泄泻20余年,诊为溃疡性结肠炎。稍进油腻或生冷之品,大便次数增多,水谷不化,脘腹胀闷不舒,面色萎黄,肢倦乏力,纳食减少,舌淡苔白,脉细弱。

85.**其中医辨证是**

  A.湿热内蕴证

  B.脾胃虚弱证

  C.脾肾阳虚证

  D.肝郁脾虚证

  E.阴血亏虚证

86.**其中医治法是**

  A.清热利湿

  B.健脾渗湿

  C.疏肝健脾

  D.健脾温肾

  E.滋阴养血

87.**治疗应首选的方剂是**

  A.白头翁汤

  B.参苓白术散

  C.胃苓汤

  D.痛泻要方

  E.驻车丸

(88~90题共用题干)

患者,女,23岁。月经增多8个月,2周来牙龈出血,下肢皮肤散在出血点及瘀斑,血红蛋白78g/L,白细胞5.0×10^9/L,血小板48×10^9/L。临床诊断为原发免疫性血小板减少症。

88.**该患者用糖皮质激素治疗,下列说法中正确的是**

  A.为ITP的首选治疗

  B.为脾切除术做准备

  C.通常与达那唑配合使用

  D.主要用于近期分娩者

  E.血小板升至正常后即可停药

89.**该患者激素治疗半年后,效果不佳,首先应考虑**

  A.加大糖皮质激素剂量继续使用

  B.改用达那唑

  C.抗纤溶治疗

  D.血浆置换

  E.脾切除

90. 若该患者治疗中出现严重出血,首选治疗是
    A. 西咪替丁
    B. 云南白药
    C. 大剂量丙种球蛋白
    D. 皮质激素
    E. 长春新碱

(91～93题共用题干)

患者,女,50岁。刺激性咳嗽2个月,伴痰中带血,X线胸片示右上肺叶部分不张,纤维支气管镜检查见右肺上叶支气管开口处有菜花样肿物,质脆、易出血。病理尚未回报。现症见咳嗽,痰中带血,心烦少寐,手足心热,盗汗、口渴,大便秘结,舌质红,苔薄黄,脉细数。

91. 应首先考虑的诊断是
    A. 肺门淋巴结结核,气滞血瘀证
    B. 急性粟粒型肺结核,痰湿毒蕴证
    C. 支原体肺炎,气阴两虚证
    D. 支气管肺癌,阴虚毒热证
    E. 慢性纤维空洞型肺结核,阴虚毒热证

92. 中医治法是
    A. 祛湿化痰,清热解毒
    B. 活血散瘀,行气化滞
    C. 益气养阴,化痰散结
    D. 清热解毒,活血化痰
    E. 养阴清热,解毒散结

93. 治疗应首选
    A. 血府逐瘀汤
    B. 增液承气汤
    C. 沙参麦冬汤合五味消毒饮
    D. 益气聪明汤
    E. 半夏茯苓汤

(94～96题共用题干)

患者,女,32岁。因甲状腺功能亢进入院,准备择期接受甲状腺大部切除手术治疗。

94. 病人术前进行药物准备的主要目的是
    A. 降低基础代谢率
    B. 使病人心情放松
    C. 预防病人术中高血压
    D. 防止术后痰液堵塞气道

E. 使病人适应术中体位,方便手术操作

95. 为了预防手术后呼吸道并发症,应在其床边准备
    A. 吸氧管
    B. 体温计
    C. 吸痰管
    D. 接呕吐物的弯盘
    E. 紧急拆线缝合包

96. 在术后48小时内,护士最重要的是要观察
    A. 脉搏
    B. 血压
    C. 呼吸
    D. 体温
    E. 切口

(97～99题共用题干)

患者,女,45岁。右上腹持续性疼痛1天,放射至右肩部,伴恶心、呕吐,T 38.9℃,P 124次/分,R 18次/分,BP 140/90mmHg。意识清醒,皮肤巩膜无黄染,右上腹部压痛明显,伴肌紧张,无反跳痛,可触及肿大、有触痛的胆囊,Murphy征阳性。舌红苔腻,脉弦。实验室检查:WBC $17.5×10^9$/L。B超检查见胆囊内有强回声的光团伴声影,胆囊壁厚0.5cm,胆囊大小5cm×12cm。

97. 最可能的诊断是
    A. 胆囊结石胆绞痛
    B. 急性胆囊炎
    C. 急性胆管炎
    D. 急性梗阻性化脓性胆管炎
    E. 胆道蛔虫症

98. 西医对该患者宜采用的治疗方法是
    A. 解痉、广谱抗生素等治疗,病情缓解再行手术治疗
    B. 胆囊部分切除术
    C. ERCP
    D. 胆囊造瘘术
    E. 急诊行胆囊切除术

99. 中医治疗应首选的方剂是
    A. 大黄牡丹汤合红藤煎剂
    B. 大黄牡丹汤合透脓散
    C. 金铃子散合大柴胡汤
    D. 茵陈蒿汤合大柴胡汤

E.黄连解毒汤合茵陈蒿汤

(100～102题共用题干)

患者,男,42岁。B超检查发现左肾结石1cm大小。平时无明显症状,偶有腰部酸胀隐痛不适感。既往体健,无排石史。

100.上尿路结石最常见的症状是

  A.血尿、尿痛

  B.腰痛、血尿

  C.腰痛、脓尿

  D.尿频、血尿

  E.腰痛、尿痛

101.目前,首先要做的检查是

  A.尿常规

  B.膀胱镜检查

  C.MRI

  D.KUB、IVU

  E.尿流率检查

102.根据患者情况,治疗可采取

  A.肾盂切开取石

  B.经皮肾镜取石

  C.口服排石药物

  D.体外冲击波碎石

  E.溶石治疗

(103～105题共用题干)

患者,女,28岁,已婚。月经干净后4天突然发热、寒战、下腹痛。体检:T 39.5℃,BP 90/60mmHg,P 72次/分。下腹肌紧张。口干口苦,精神不振,恶心纳少,大便秘结,小便黄赤。舌红,苔黄糙,脉洪数。妇科检查:宫口见脓性分泌物,宫颈举痛,子宫后位,活动度差,压痛明显,两侧附件增厚、压痛。B超检查提示:盆腔内有少量积液。

103.应再做下列哪项检查以明确诊断

  A.尿常规

  B.心电图

  C.胸透

  D.血常规

  E.腹腔镜检查

104.该病例最可能的诊断是

  A.异位妊娠

  B.盆腔炎性疾病

  C.急性阑尾炎

  D.卵巢囊肿破裂

  E.急性宫颈炎

105.中医治疗应首选的方剂是

  A.五味消毒饮合大黄牡丹皮汤

  B.仙方活命饮

  C.龙胆泻肝汤

  D.止带方合五味消毒饮

  E.完带汤

(106～108题共用题干)

患者,女,42岁,G5P1。带环避孕10年。近5年来经量逐渐增多,痛经逐渐加重,伴经期低热。查体:子宫均匀增大、孕8周大小、质硬、活动尚好、压痛(+);双侧附件未及包块。

106.最可能的诊断是

  A.子宫肌瘤

  B.子宫内膜异位症

  C.子宫腺肌病

  D.妊娠子宫

  E.子宫肉瘤

107.最佳的处理方式是

  A.期待疗法

  B.口服达那唑、内美通等药物治疗

  C.手术切除子宫

  D.手术切除子宫＋双附件

  E.手术切除双附件

108.应做以下哪种检查辅助诊断

  A.分段诊刮送病理

  B.血清雌激素测定

  C.B超

  D.血清孕激素测定

  E.宫颈活检

(109～111题共用题干)

患者,女,30岁。婚久不孕,月经不调,经量时多时少,色暗,头晕耳鸣,腰膝酸软,精神疲倦,小便清长,舌淡,苔薄,脉沉细尺弱。

109.辨证为

  A.肾气虚证

B. 肾阴虚证

C. 肾阳虚证

D. 肝郁证

E. 痰湿证

110. 中医治法是

A. 燥湿化痰,调理冲任

B. 疏肝解郁,养血理脾

C. 温肾养血益气,调补冲任

D. 补肾益气,温阳冲任

E. 滋阴养血,调冲益精

111. 治疗应首选

A. 养精种玉汤

B. 温胞饮

C. 启宫丸

D. 开郁种玉汤

E. 毓麟珠

(112～114题共用题干)

患儿,女,足月新生儿。出生后24小时内出现黄疸,症见面目、周身皮肤发黄,颜色鲜明如橘皮,精神疲倦,不欲饮乳,大便秘结,小便短赤,舌红苔黄。

112. 应诊断为

A. 生理性黄疸

B. 病理性黄疸

C. 瘀积胎黄

D. 寒湿胎黄

E. 血热妄行胎黄

113. 最合适的实验室检查是

A. 外周血常规检查

B. 母婴血型检查

C. 骨髓穿刺检查

D. 血清胆红素检查

E. 血清电解质检查

114. 治疗应首选的方剂是

A. 栀子柏皮汤

B. 茵陈蒿汤

C. 甘露消毒丸

D. 犀角散加减

E. 栀子金花汤

(115～117题共用题干)

患儿,男,9岁。心悸、气短10天。3周前有发热、咽痛病史。现症见寒热起伏,全身肌肉酸痛,恶心呕吐,腹痛泄泻,心悸胸闷,肢体乏力,舌红,苔黄腻,脉结代。体格检查:心界向左下扩大,心音低钝。心电图示:窦性心动过速,频发室性期前收缩。心肌肌钙蛋白阳性。

115. 辨证为

A. 风热犯心证

B. 心阳虚弱证

C. 痰瘀阻络证

D. 湿热侵心证

E. 气阴亏虚证

116. 治法为

A. 清热化湿,宁心复脉

B. 益气养阴,宁心复脉

C. 清热解毒,宁心复脉

D. 豁痰化瘀,宁心通络

E. 温振心阳,宁心复脉

117. 治疗应首选

A. 炙甘草汤合生脉散

B. 栝蒌薤白半夏汤合失笑散

C. 桂枝甘草龙骨牡蛎汤

D. 葛根黄芩黄连汤

E. 银翘散

(118～120题共用题干)

患儿,男,10岁。平素嗜食肥甘厚味,多动多语,烦躁不宁,冲动任性,难以制约,注意力不集中,懊侬不眠,纳少口苦,便秘尿赤,舌红,苔黄腻,脉滑数。查体:翻手试验、指鼻试验阳性。

118. 诊断是

A. 狂证

B. 痫病

C. 急惊风

D. 多发性抽动症

E. 注意力缺陷多动障碍

119. 辨证为

A. 心脾两虚证

B. 气郁化火证

C. 阴虚风动证

D. 痰火内扰证

　　E. 肾虚肝亢证

120. 治疗应首选

　　A. 黄连温胆汤

　　B. 甘麦大枣汤

　　C. 杞菊地黄丸

　　D. 清肝达郁汤

　　E. 大定风珠

B1 型选择题(121～150 题)

> **答题说明**
>
> 　　以下提供若干组考题,每组考题共用在考题前列出的 A、B、C、D、E 五个备选答案。请从中选择一个最佳答案。某个备选答案可能被选择一次、多次或不被选择。

　　A. 桑白皮汤

　　B. 小青龙汤

　　C. 涤痰汤、安宫牛黄丸或至宝丹

　　D. 二陈汤合三子养亲汤

　　E. 玉屏风散合六君子汤

121. 慢性阻塞性肺疾病痰蒙神窍证,治疗应首选的方剂是

122. 慢性阻塞性肺疾病痰浊阻肺证,治疗应首选的方剂是

　　A. 心血瘀阻,气血运行不畅

　　B. 心脉痹阻不通,心失所养

　　C. 气血阴阳亏虚,心失所养

　　D. 肝阳上亢,痰浊内蕴

　　E. 心肾阳气虚衰,饮停血瘀

123. 上述各项,属于符合心肌梗死中医病机的是

124. 上述各项,属于符合原发性高血压中医病机的是

　　A. 蜘蛛痣

　　B. 脾肿大

　　C. 黄疸

　　D. 水肿

　　E. 肝肿大

125. 属于肝硬化门脉高压征的是

126. 属于肝硬化雌激素增多的是

　　A. 香砂六君子汤合当归补血汤

　　B. 黄芪建中汤合右归丸

　　C. 犀角地黄汤合玉女煎

　　D. 八珍汤合无比山药丸

　　E. 知柏地黄丸合二至丸

127. 治疗白细胞减少症脾肾亏虚证,应首选的方剂是

128. 治疗缺铁性贫血脾肾阳虚证,应首选的方剂是

　　A. 噻唑烷二酮

　　B. α-葡萄糖苷酶抑制剂

　　C. 双胍类

　　D. 胰岛素

　　E. 磺脲类

129. 治疗糖尿病体形肥胖并伴有血脂异常者,应首选的药物是

130. 治疗糖尿病仅餐后血糖增高者,应首选的药物是

　　A. 短暂性脑缺血发作

　　B. 脑血栓形成

　　C. 脑栓塞

　　D. 脑出血

　　E. 蛛网膜下腔出血

131. 起病急,神经症状消失快,一般持续数分钟,多无意识障碍者,应首先考虑的诊断是

132. 起病急,头痛重,伴有呕吐,意识障碍严重,有典型的神经系统局灶体征,应首先考虑的诊断是

　　A. 绝对卧床休息

　　B. 吸氧

　　C. 纠正休克

　　D. 立即手术探查

　　E. 输血补液

133. 轻度肾挫伤首选的治疗是

134. 严重肾裂伤首选的治疗是

A. 四妙散合白头翁汤
B. 木香分气丸
C. 参苓白术散合吴茱萸汤
D. 导痰汤
E. 益气固本解毒汤

135. 治疗直肠癌湿热瘀毒证,应首选的方剂是

136. 治疗直肠癌脾肾寒湿证,应首选的方剂是

A. 肛裂
B. 便血
C. 腹泻
D. 流脓
E. 疼痛

137. 内痔的主要临床表现是

138. 血栓性外痔的主要临床表现是

A. 高热、恶寒,下腹疼痛拒按
B. 下腹疼痛拒按胀满
C. 下腹疼痛结块,痛连腰骶
D. 少腹冷痛,得温则舒
E. 低热起伏,少腹隐痛

139. 热毒炽盛型盆腔炎性疾病后遗症的主要临床表现是

140. 湿热瘀结型盆腔炎性疾病后遗症的主要临床表现是

A. 身痛逐瘀汤
B. 血府逐瘀汤
C. 膈下逐瘀汤
D. 少腹逐瘀汤
E. 桃红四物汤

141. 治疗气滞血瘀型痛经,应首选的方剂是

142. 治疗寒湿凝滞型痛经,应首选的方剂是

A. 雌激素
B. 孕激素

C. 雄激素
D. FSH
E. LH

143. 使子宫内膜增生的激素是

144. 使子宫内膜由增生期变为分泌期的激素是

A. 补肾壮骨,填阴温阳
B. 补肺益肾,活血祛瘀
C. 健脾益气,补肺固表
D. 理气益肺,止咳化痰
E. 扶正固表,调和营卫

145. 反复呼吸道感染营卫失和,邪毒留恋证的治法是

146. 反复呼吸道感染肾虚骨弱,精血失充证的治法是

A. 当归补血汤
B. 桃仁汤
C. 四物汤
D. 归脾汤
E. 七味白术散

147. 治疗小儿营养性缺铁性贫血心脾两虚证,应首选的方剂是

148. 治疗小儿原发免疫性血小板减少症气滞血瘀证,应首选的方剂是

A. 方颅,肋骨串珠,鸡胸或漏斗胸
B. 多汗、夜惊、易激惹,枕秃,血钙正常,血磷降低,碱性磷酸酶增高
C. 血钙,血磷,碱性磷酸酶均降低
D. "X"形腿,血钙、血磷正常,骨骼 X 线检查正常
E. 骨骺重现临时钙化带,碱性磷酸酶逐渐恢复正常水平

149. 维生素 D 缺乏性佝偻病初期的临床表现是

150. 维生素 D 缺乏性佝偻病后遗症期的临床表现是

参 考 答 案

第 一 单 元

1. B	2. D	3. B	4. D	5. A	6. B
7. A	8. A	9. D	10. D	11. A	12. A
13. A	14. B	15. A	16. A	17. B	18. B
19. E	20. A	21. D	22. A	23. D	24. D
25. E	26. A	27. B	28. C	29. C	30. D
31. E	32. A	33. B	34. A	35. A	36. B
37. B	38. E	39. B	40. B	41. D	42. B
43. A	44. E	45. B	46. C	47. B	48. A
49. D	50. B	51. B	52. D	53. E	54. D
55. A	56. B	57. D	58. C	59. B	60. A
61. E	62. B	63. D	64. A	65. A	66. C
67. A	68. B	69. C	70. C	71. C	72. A
73. B	74. D	75. C	76. A	77. C	78. E
79. E	80. B	81. E	82. D	83. B	84. B

85. B	86. B	87. E	88. B	89. C	90. D
91. B	92. C	93. B	94. C	95. A	96. E
97. B	98. C	99. C	100. B	101. C	
102. D	103. E	104. B	105. A	106. B	
107. C	108. E	109. A	110. E	111. A	
112. C	113. A	114. B	115. D	116. A	
117. B	118. B	119. C	120. A	121. A	
122. C	123. C	124. A	125. A	126. C	
127. C	128. D	129. D	130. C	131. C	
132. B	133. A	134. C	135. B	136. A	
137. B	138. C	139. E	140. E	141. E	
142. B	143. A	144. C	145. C	146. B	
147. E	148. A	149. E	150. D		

第 二 单 元

1. A	2. E	3. E	4. E	5. C	6. A
7. A	8. B	9. A	10. A	11. E	12. E
13. A	14. A	15. E	16. A	17. A	18. D
19. A	20. B	21. B	22. B	23. D	24. C
25. A	26. B	27. D	28. A	29. C	30. B
31. C	32. C	33. D	34. A	35. B	36. C
37. C	38. B	39. C	40. D	41. C	42. B
43. C	44. A	45. C	46. B	47. C	48. C
49. B	50. D	51. A	52. B	53. B	54. B
55. A	56. D	57. D	58. B	59. C	60. D
61. A	62. E	63. C	64. A	65. A	66. A
67. A	68. A	69. C	70. C	71. B	72. C
73. C	74. C	75. E	76. B	77. C	78. B
79. A	80. C	81. D	82. B	83. A	84. C

85. B	86. B	87. B	88. A	89. E	90. C
91. D	92. E	93. C	94. A	95. E	96. C
97. B	98. E	99. C	100. B	101. A	
102. D	103. D	104. B	105. A	106. C	
107. C	108. C	109. A	110. D	111. E	
112. B	113. D	114. B	115. D	116. A	
117. D	118. E	119. D	120. A	121. C	
122. D	123. B	124. D	125. B	126. A	
127. C	128. D	129. C	130. B	131. A	
132. B	133. A	134. D	135. B	136. C	
137. C	138. E	139. A	140. B	141. C	
142. D	143. A	144. B	145. E	146. A	
147. D	148. B	149. B	150. D		

医师资格考试通关要卷(三)

（医学综合）

中西医结合执业助理医师

考生姓名：＿＿＿＿＿＿＿

准考证号：＿＿＿＿＿＿＿

考　　点：＿＿＿＿＿＿

考　场　号：＿＿＿＿＿＿

A1 型选择题(1~60 题)

答题说明

每一道试题下面有 A、B、C、D、E 五个备选答案。请从中选择一个最佳答案。

1. "重阳必阴"说明阴阳之间的关系是
   A. 对立制约
   B. 互根互用
   C. 消长平衡
   D. 相互转化
   E. 交感互藏

2. "见肝之病,知肝传脾"是指
   A. 木克土
   B. 木疏土
   C. 木乘土
   D. 木侮土
   E. 木生土

3. 具有主神明功能的脏是
   A. 肝
   B. 肺
   C. 心
   D. 脾
   E. 肾

4. "受盛之官"指的是
   A. 膀胱
   B. 胃
   C. 大肠
   D. 小肠
   E. 三焦

5. 与维持正常呼吸关系最密切的两脏是
   A. 心与脾
   B. 脾与肾
   C. 肾与肝
   D. 肝与肺
   E. 肺与肾

6. 与语言、声音、呼吸强弱有关的气是
   A. 元气
   B. 宗气
   C. 营气
   D. 卫气
   E. 经气

7. "大实有羸状"所描述病证最准确的是
   A. 实证
   B. 虚证
   C. 虚实夹杂证
   D. 真虚假实证
   E. 真实假虚证

8. 阴虚证的治疗方法是
   A. 以热治热
   B. 阴中求阳
   C. 益火之源,以消阴翳
   D. 壮水之主,以制阳光
   E. 阴病治阳

9. 肝郁脾虚的面色是
   A. 黄胖
   B. 萎黄
   C. 阳黄
   D. 阴黄
   E. 苍黄

10. 舌绛有苔,有红点、芒刺的临床意义是
    A. 邪热炽盛
    B. 气分实热
    C. 热入营血
    D. 阴虚火旺
    E. 瘀血阻滞

11. 咳声阵发,发则连声不绝,有鸡鸣样回声的临床意义是
    A. 热邪犯肺,灼伤肺津
    B. 风邪与伏痰搏结,郁而化热,阻遏气道
    C. 肺肾阴虚,虚热攻喉
    D. 肺气虚损,失于宣降
    E. 肺肾亏虚,气失摄纳

12. 渴喜热饮而量不多,或水入即吐的临床意义是
    A. 湿热内蕴
    B. 痰饮内停
    C. 营分热盛
    D. 阴虚津亏
    E. 瘀血内阻

13. 主实寒,疼痛的脉象是
    A. 促脉
    B. 弦脉

C. 紧脉

D. 滑脉

E. 代脉

14. 下列各项,属于寒证临床表现的是

    A. 恶热喜冷

    B. 躁扰不宁

    C. 大便稀溏

    D. 小便短黄

    E. 大便干结

15. 下列各项,不属于血瘀证表现的是

    A. 面色黧黑

    B. 肌肤甲错

    C. 局部刺痛

    D. 唇甲青紫

    E. 头晕目眩

16. 以咳嗽无力,喘息短气,呼多吸少为主要临床表现的是

    A. 肾气不固证

    B. 肺肾气虚证

    C. 肺肾阴虚证

    D. 肺气虚证

    E. 肺脾气虚证

17. 具燥湿、坚阴作用的药物,其五味归属是

    A. 辛

    B. 苦

    C. 酸

    D. 甘

    E. 咸

18. 牛蒡子具有的功效是

    A. 清利头目

    B. 清肺润燥

    C. 利咽开音

    D. 解毒透疹

    E. 疏肝行气

19. 具有化湿解暑功效的化湿药物是

    A. 苍术

    B. 佩兰

    C. 白豆蔻

    D. 砂仁

    E. 草豆蔻

20. 既能补火助阳,又能引火归原的药物是

    A. 丁香

B. 附子

C. 肉桂

D. 吴茱萸

E. 高良姜

21. 既能杀虫消积,又能行气利水截疟的药物是

    A. 陈皮

    B. 苦楝皮

    C. 槟榔

    D. 青皮

    E. 川楝子

22. 治疗虚寒崩漏下血,应选用的药物是

    A. 白茅根

    B. 大蓟

    C. 白及

    D. 茜草

    E. 艾叶炭

23. 功用为清热解毒,凉血散瘀的方剂是

    A. 仙方活命饮

    B. 五味消毒饮

    C. 大黄牡丹汤

    D. 犀角地黄汤

    E. 黄连解毒汤

24. 桑螵蛸散的组成药物中含有

    A. 乌药、山药

    B. 茯苓、山药

    C. 茯神、当归

    D. 莲须、芡实

    E. 龙骨、牡蛎

25. 半夏厚朴汤的组成药物中含有

    A. 白术

    B. 杏仁

    C. 茯苓

    D. 陈皮

    E. 前胡

26. 组成药物为生地、玄参、麦冬的方剂是

    A. 一贯煎

    B. 地黄饮子

    C. 增液汤

    D. 麦门冬汤

    E. 济川煎

27. 温燥伤肺,气阴两伤证,治宜选用

    A. 杏苏散

B.养阴清肺汤

C.百合固金汤

D.麦门冬汤

E.清燥救肺汤

28.健脾丸的功用是

A.健脾和胃,消食止泻

B.健脾消痞

C.消痞除满,健脾和胃

D.消食和胃

E.分消酒食,理气健脾

29.下列关于十二经脉循行走向的描述,正确的是

A.手三阳从头走手

B.手三阳从手走头

C.手三阳从手走胸

D.足三阳从足走头

E.足三阴从胸走足

30.循行既到目内眦又到目外眦的经脉是

A.手阳明大肠经

B.手太阳小肠经

C.手少阳三焦经

D.足太阳膀胱经

E.足少阳胆经

31.曲泽穴的定位是

A.在肘前区,横平肘横纹,肱骨内上髁前缘

B.在肘前区,肘横纹上,肱二头肌腱的尺侧缘凹陷中

C.在肘区,在尺泽与肱骨外上髁连线中点凹陷处

D.在肘区,肘横纹上,肱二头肌腱桡侧缘凹陷中

E.在手指,小指末节尺侧,指甲根角侧上方0.1寸

32.以下腧穴,救治昏厥应选用的是

A.承山

B.昆仑

C.太溪

D.涌泉

E.照海

33.下列不属于支沟穴主治病证的是

A.失眠、癫狂痫

B.便秘、热病

C.耳鸣、耳聋

D.暴喑、瘰疬

E.胁肋疼痛

34.隔盐灸的适应证是

A.疮疡久溃不敛

B.风寒痹痛、呕吐

C.因寒而致的呕吐、腹痛

D.瘰疬、初起的肿疡

E.吐泻并作、中风脱证

35.下列各组取穴中,属于俞募配穴的是

A.厥阴俞、巨阙

B.三焦俞、京门

C.肝俞、章门

D.心俞、膻中

E.胆俞、日月

36.可出现回归热的疾病是

A.重症肺结核

B.斑疹伤寒

C.霍奇金病

D.肾盂肾炎

E.布氏杆菌病

37.常引起胸痛剧烈伴濒死感的疾病是

A.急性胸膜炎

B.肋骨骨折

C.肺炎链球菌肺炎

D.原发性肺癌

E.急性心肌梗死

38.下列各项,属百日咳咳嗽特点的是

A.犬吠样

B.鸡鸣样吼声

C.金属调

D.声音嘶哑

E.无声

39.不会引起颈静脉怒张的疾病是

A.左心功能不全

B.右心功能不全

C.缩窄性心包炎

D.上腔静脉梗阻

E.心包积液

40.正常肺泡呼吸音最明显的听诊部位在

A.喉部

B.胸骨角附近

C.右肺尖

D.肩胛下部

E.肩胛上部

41. **叩诊发现心影呈梨形的是**
   A.二尖瓣狭窄
   B.二尖瓣关闭不全
   C.主动脉瓣狭窄
   D.主动脉瓣关闭不全
   E.室间隔缺损

42. **导致抗核抗体(ANA)阳性的主要疾病是**
   A.多发性骨髓瘤
   B.原发性肝癌
   C.肝硬化
   D.系统性红斑狼疮
   E.甲状腺功能亢进症

43. **出现尿酮体阳性的疾病是**
   A.糖尿病酮症酸中毒
   B.恶性疟疾
   C.阵发性睡眠性血红蛋白尿
   D.肾盂肾炎
   E.急性肾小球肾炎

44. **出现异常 Q 波,提示**
   A.急性心肌梗死
   B.心绞痛
   C.房性期前收缩
   D.一度房室传导阻滞
   E.左心房肥大

45. **可使磷酰化胆碱酯酶复活的药物是**
   A.阿托品
   B.毒扁豆碱
   C.毛果芸香碱
   D.新斯的明
   E.氯解磷定

46. **首选异丙肾上腺素的是**
   A.药物中毒引起心脏骤停
   B.溺水引起心脏骤停
   C.麻醉意外引起心脏骤停
   D.窦房结功能衰竭而并发的心脏骤停
   E.传染病引起心脏骤停

47. **吗啡的药理作用是**
   A.扩瞳
   B.镇咳平喘
   C.缩瞳
   D.兴奋呼吸

E.降低颅内压

48. **强心苷加强心肌收缩的特点是**
   A.降低心脏前、后负荷
   B.降低衰竭心肌的耗氧量
   C.增加衰竭心脏的耗氧量
   D.直接扩张冠脉,减少心肌供血
   E.扩张小动脉、小静脉和较大的冠状动脉

49. **首选治疗青霉素高度耐药的肺炎链球菌感染的药物是**
   A.吡哌酸
   B.诺氟沙星
   C.依诺沙星
   D.培氟沙星
   E.左氧氟沙星

50. **对青霉素 G 不敏感的细菌是**
   A.革兰阴性杆菌
   B.革兰阴性球菌
   C.革兰阳性杆菌
   D.革兰阳性球菌
   E.梅毒螺旋体

51. **下列关于急性甲型肝炎的治疗,最主要的是**
   A.休息
   B.调节免疫
   C.抗病毒
   D.保肝
   E.降酶

52. **下列各项不属于 AIDS 传播途径的是**
   A.性接触
   B.输血
   C.母婴传播
   D.粪 – 口传播
   E.人工授精

53. **流行性出血热常见的休克属于**
   A.心源性休克
   B.继发性休克
   C.低血容量性休克
   D.感染性休克
   E.过敏性休克

54. **下列有关流行性乙型脑炎流行病学叙述,错误的是**
   A.我国新疆地区无本病流行
   B.呈高度散发

C. 流行高峰与当地蚊虫密度相一致

D. 温带和热带地区流行高峰在 7～9 月

E. 发病以 10 岁以下儿童为主

55. 普通型流行性脑脊髓膜炎的典型临床表现是

A. 低热、头痛、皮肤黏膜瘀点

B. 高热、循环衰竭、皮肤黏膜大片瘀斑

C. 高热、皮肤黏膜瘀斑、昏迷、呼吸衰竭

D. 高热、头痛、皮肤黏膜瘀斑、脑膜刺激征

E. 间歇性发热、反复皮肤瘀点、血培养可阳性

56. 细菌性痢疾的最佳预防措施是

A. 隔离患者

B. 隔离密切接触者

C. 开窗通风

D. 搞好"三管一灭"

E. 注射疫苗

57. 下面不属于医德品质内容的是

A. 诚挚

B. 幸福

C. 公正

D. 严谨

E. 仁慈

58. 医学道德评价的方式是依靠

A. 社会舆论、内心信念、传统习俗

B. 社会舆论、内心信念、媒体介入

C. 内心信念、传统习俗、自我认识

D. 社会舆论、媒体介入、传统习俗

E. 自我认识、媒体介入、传统习俗

59. 下列各项,属于《医师法》规定的执业医师义务的是

A. 依法参加所在机构的民主管理

B. 人格尊严、人身安全不受侵犯

C. 接受继续医学教育

D. 宣传推广与岗位相适应的健康科普知识

E. 参加专业学术团

60. 根据《处方管理办法》,医师开具的普通药品处方一般不得超过的用量限定是

A. 1 日常用量

B. 2 日常用量

C. 3 日常用量

D. 5 日常用量

E. 7 日常用量

A2 型选择题(61～98 题)

> **答题说明**
>
> 　每一道试题是以一个小案例出现的,其下面都有 A、B、C、D、E 五个备选答案。请从中选择一个最佳答案。

61. 患者,女,37 岁。面色苍白,畏冷肢凉,倦怠无力,语声低怯,纳差,口淡不渴,小便清长,大便溏泄气腥,舌淡胖嫩,脉沉迟。其辨证是

A. 阳证

B. 阴证

C. 亡阳证

D. 阴虚证

E. 亡阴证

62. 患者,女,45 岁。头目眩晕,面色黧黑,腰膝酸冷疼痛,畏冷肢凉,下肢尤甚,精神萎靡,性欲减退,完谷不化,五更泄泻,小便频数清长,夜尿频多,舌淡,苔白,脉沉细无力,尺脉尤甚。其辨证是

A. 膀胱湿热证

B. 肾气不固证

C. 肾阳虚证

D. 肾阴虚证

E. 肾精不足证

63. 患者,男,37 岁。头面、肢体水肿,按之凹陷不易起,小便短少不利,身体困重,舌淡胖,苔白滑,脉濡缓。属于

A. 痰证

B. 饮证

C. 水停证

D. 悬饮

E. 支饮

64. 患者,男,56 岁。素患眩晕,因情急恼怒而突发头痛而胀,继则昏厥仆倒,呕血,不省人事,肢体强痉,舌红苔黄,脉弦。其病机是

A. 气郁

B. 气逆

C. 气脱

D.气陷

E.气结

65. 患者发热,恶热喜冷,口渴欲饮,面赤,烦躁不宁,小便短黄,大便干结,舌红,苔黄燥少津,脉数。属于

A.热证

B.寒证

C.阳证

D.阴证

E.寒热错杂证

66. 患者恶风寒,微发热,汗出,流清涕,喷嚏,咽喉痒痛,咳嗽,皮肤瘙痒、丘疹,新起面睑肢体浮肿,苔薄白,脉浮缓。属于

A.湿淫证

B.暑淫证

C.寒淫证

D.风淫证

E.燥淫证

67. 患者胃肠热盛,大便秘结,腹满硬痛而拒按,潮热,神昏谵语,但又兼见面色苍白,四肢厥冷,精神萎顿。其病机是

A.虚中夹实

B.真实假虚

C.由实转虚

D.真虚假实

E.实中夹虚

68. 患者,女,25 岁,已婚。每逢经前小腹疼痛,经色暗红、有血块,伴乳房作胀,舌苔薄白,脉弦。属于

A.气滞血瘀

B.肾精不足

C.痰湿阻滞

D.气血亏虚

E.阳虚寒凝

69. 患者,男,63 岁。诊断为前列腺肥大已数年,经常小便余沥不尽,伴腰膝冷痛,畏寒肢冷,舌淡苔白,脉沉尺脉无力。属于

A.肾阳不足

B.肾阴亏虚

C.肾气不固

D.肾不纳气

E.肾精不足

70. 患者,女,26 岁。阴部瘙痒 2 天,坐卧不安,带下量多,色黄质稠,气臭秽,心烦少寐,口苦而黏腻,舌苔黄腻,脉弦数。其证候是

A.湿浊下注

B.寒湿下注

C.湿热下注

D.痰湿内盛

E.脾虚夹湿

71. 患者,女,46 岁。饭后神疲,困倦易睡,兼食少纳呆,少气乏力。属于

A.心阳虚衰

B.痰湿困脾

C.脾气虚弱

D.心肾阳虚

E.脾肾阳虚

72. 患者,女,70 岁。嗜睡,神疲乏力,畏寒肢冷,心悸,夜尿频多,舌淡嫩苔白,脉沉迟无力。属于

A.心阳虚

B.脾阳虚

C.脾气虚

D.心肾阳虚

E.脾肾阳虚

73. 患者,女,23 岁。心烦失眠 1 周。因与同事发生矛盾,心情烦躁,入夜难以入睡,口干、口苦,舌红苔黄,脉弦数。属于

A.心阴不足

B.肝阴亏虚

C.心火上炎

D.肝火上炎

E.肝气郁结

74. 患者,女,27 岁。怀孕 7 个月,检查发现胎位不正。纠正胎位应首选的腧穴是

A.人中

B.申脉

C.昆仑

D.少泽

E.至阴

75. 患者,女,34 岁。吵架后出现头部两侧胀痛,左侧为甚,心烦易怒,舌红苔黄,脉弱数。针灸治疗除主穴外,应加取

A.太阳、列缺、曲池

B.三阴交、肝俞、脾俞

C. 太溪、肾俞、悬钟

D. 太冲、太溪、侠溪

E. 阿是穴、血海、膈俞

76. 患者,女,68 岁。突然出现半身不遂,舌强语謇,口角歪斜,肢体麻木,心烦失眠,眩晕耳鸣,手足拘挛,舌红,苔少,脉细数。治疗除主穴外,还应选取的配穴是

A. 气海、血海

B. 曲池、内庭

C. 丰隆、合谷

D. 太冲、太溪

E. 太溪、风池

77. 患者,男,32 岁。恶寒发热,头痛,鼻流清涕,舌淡红,苔薄白,脉浮紧。治疗应选取

A. 督脉、手厥阴及足太阴经穴

B. 相应背俞穴及手太阴、足少阴经穴

C. 手太阴、手阳明经穴及督脉穴

D. 手太阴经穴及相应背俞穴

E. 手太阴、足阳明经穴及督脉穴

78. 患者,女,38 岁。胃痛拒按,食后痛甚,舌质紫暗,有瘀斑,脉细涩。针灸治疗的取穴是

A. 足三里、内关、中脘、胃俞

B. 足三里、内关、中脘、下脘

C. 足三里、内关、中脘、太冲

D. 足三里、内关、中脘、膈俞

E. 足三里、内关、中脘、内庭

79. 患者,男,18 岁。感受风寒后出现肩部疼痛,以肩前外部为主,针刺应选的经脉是

A. 手少阳经

B. 手太阳经

C. 手阳明经

D. 足少阳经

E. 足阳明经

80. 患者,女,26 岁。经前腹痛剧烈,拒按,经色紫黑,有血块,血块下后疼痛缓解。治疗应首选

A. 三阴交、足三里、气海

B. 三阴交、脾俞、胃俞

C. 三阴交、中极、次髎

D. 三阴交、肝俞、肾俞

E. 三阴交、太溪、悬钟

81. 患者,女,45 岁。失眠 2 年。经常多梦少寐,入睡迟,易惊醒,平常遇事易惊,多疑善感,气短头

晕,舌淡,脉弦细。治疗应选取的主穴是

A. 百会、神门、印堂、照海、申脉、四神聪

B. 风池、悬钟、三阴交、照海、申脉、安眠

C. 百会、神门、三阴交、照海、申脉、安眠

D. 风池、神门、侠溪、照海、申脉、安眠

E. 心俞、神门、三阴交、照海、申脉、太溪

82. 患者腰部冷痛重着,拘挛不可俯仰,舌淡苔白,脉紧。针灸治疗除选取阿是穴、大肠俞、委中外,还应选取

A. 膈俞、次髎

B. 命门、腰阳关

C. 肾俞、足三里

D. 肾俞、太溪

E. 悬钟、申脉

83. 患儿,男,6 岁。睡中遗尿,精神疲乏,肢冷畏寒,舌淡,脉沉细。除膀胱经的背俞穴、募穴外,还应主选

A. 足太阳、足少阴经穴

B. 足太阳、手太阴经穴

C. 足太阳、手少阳经穴

D. 任脉、足太阴经穴

E. 任脉、足太阳经穴

84. 患者,男,67 岁。突发右侧肢体活动不利,言语不清,口角流涎,伸舌右偏,口角歪斜,血压 180/100mmHg,大便 3 日未行,舌暗红,苔黄腻,脉弦。属于

A. 气虚血瘀证

B. 风阳上扰证

C. 肝胆火旺证

D. 痰热腑实证

E. 风痰阻络证

85. 患者胃脘疼痛,或隐痛或胀痛或刺痛,针灸治疗应取的腧穴是

A. 胃俞、脾俞、太冲

B. 期门、阳陵泉、中脘

C. 三阴交、膈俞、中脘

D. 足三里、内关、中脘

E. 合谷、太冲、中脘

86. 患者,女,55 岁。臀部及大腿后侧呈放射样、电击样疼痛,疼痛剧烈,痛处固定,夜间加重,舌质紫暗,脉涩。针灸治疗除主穴外,还应选取

A. 命门、腰阳关

B. 血海、三阴交
C. 三阴交、膈俞
D. 足三里、内关
E. 太冲、腰阳关

87. 患者,女,45 岁。遇寒后突发胸闷及心前区绞痛,伴心悸、胸闷、气短、唇甲青紫,舌质紫暗,脉涩。针灸治疗除主穴外,还应选取
A. 神门、至阳
B. 神阙、至阳
C. 丰隆、中脘
D. 太冲、血海
E. 太冲、丘墟

88. 患者,男,29 岁。左下齿隐隐作痛,时作时止,口不臭,脉细。针灸治疗除主穴外,还应选取
A. 内关、太冲
B. 合谷、照海
C. 太溪、行间
D. 太溪、颊车
E. 承浆、地仓

89. 患者,女,35 岁。下肢可见片状红斑,颜色鲜红,手指轻压可消退,松压后很快恢复。临床诊断为丹毒,首选的方法为
A. 闪罐法
B. 留罐法
C. 走罐法
D. 留针拔罐法
E. 刺血拔罐法

90. 患者,男,40 岁。大便秘结不通,腹胀,口干口苦,喜冷饮,舌红,苔黄,脉滑数。治疗应选取的主穴是
A. 天枢、神阙、足三里、公孙、太冲
B. 天枢、支沟、下脘、关元、合谷
C. 天枢、上巨虚、阴陵泉、水分、合谷
D. 天枢、支沟、大肠俞、足三里、上巨虚
E. 天枢、支沟、足三里、中脘、太冲

91. 患者,女,60 岁。耳鸣时作时止,按之鸣声减弱,劳累后加剧,伴头晕、腰酸、遗精,舌红,少苔,脉细。治疗应首选的经脉是
A. 足太阳经
B. 足少阳经
C. 手阳明经
D. 手少阳经

E. 足少阴经

92. 患者,男,32 岁。恶寒发热 2 天,伴咽喉肿痛,口渴,舌苔薄黄。治疗除选取主穴外,还应选用的穴位是
A. 风门、肺俞
B. 外关、身柱
C. 曲池、中府
D. 阴陵泉、委中、中冲
E. 曲池、尺泽、鱼际

93. 患者,女,62 岁。腰部隐隐作痛 2 年,下肢酸软乏力,腰冷,脉细。治疗除选取主穴外,还应加用的腧穴是
A. 风府、大杼、阳陵泉
B. 风府、足三里、血海
C. 风府、三阴交、太冲
D. 水沟、风府、足三里
E. 命门、志室、太溪

94. 患者,女,21 岁。食鱼虾后皮肤出现片状风团,瘙痒异常。治疗取神阙穴,所用的方法是
A. 针刺
B. 隔盐灸
C. 拔罐
D. 隔姜灸
E. 艾条灸

95. 患者因肺肾阴虚,虚火妄动,脉络受伤而致咯血。治疗应首选
A. 孔最
B. 梁丘
C. 隐白
D. 太渊
E. 定喘

96. 患者,女,52 岁。突然神昏,牙关紧闭,口噤不开,肢体强痉,面赤气粗,喉中痰鸣,二便不通,脉弦滑而数。针灸应选取的主穴是
A. 内关、水沟、太冲、合谷、十二井穴
B. 风池、太冲、百会、心俞、三阴交、委中
C. 风池、合谷、内关、水沟、太冲、三阴交
D. 关元、三阴交、丰隆、神阙、足三里、四神聪
E. 丰隆、合谷、地仓、颊车、水沟、三阴交

97. 患者,男,37 岁。大便秘结不通,排便艰涩难解,兼见腹胀腹痛,身热,口干口臭,舌红苔黄。针灸应以

A.足阳明、手阳明经穴为主

B.足阳明、足厥阴经穴为主

C.足阳明、足太阴经穴为主

D.手阳明、足太阴经穴为主

E.足阳明、手少阳经穴为主

弱。针灸应主选的腧穴是

A.三阴交、隐白、内关、太溪

B.三阴交、隐白、血海、水泉

C.三阴交、气海、脾俞、足三里

D.三阴交、隐白、百会、气海

E.三阴交、中极、关元、血海

98.患者,女,38岁。每次行经血量少、色淡、少腹柔软喜按,绵绵作痛,面色苍白,心悸,舌淡,脉细

B1型选择题(99~150题)

答题说明

以下提供若干组考题,每组考题共用在考题前列出的A、B、C、D、E五个备选答案。请从中选择一个最佳答案。某个备选答案可能被选择一次、多次或不被选择。

A.实热证

B.实寒证

C.虚寒证

D.虚热证

E.寒热错杂证

99."益火之源,以消阴翳"的适应证是

100."壮水之主,以制阳光"的适应证是

A.脉

B.筋

C.肉

D.皮

E.骨

101.肺在体合

102.肝在体合

A.液

B.气

C.血

D.津

E.精

103.灌注于骨节、脏腑、脑髓中的是

104.布散于皮肤、肌肉和孔窍中的是

A.风

B.寒

C.火

D.湿

E.燥

105.最易伤肺的病邪是

106.易伤津耗气的病邪是

A.脉来一止,止有定数,良久方还

B.脉来急疾,一息七八至

C.脉来急促,一息五至以上而不满七至

D.脉来缓慢,时有中止,止无定数

E.脉来数而时有一止,止无定数

107.代脉的脉象特征是

108.促脉的脉象特征是

A.虚中夹实

B.实中夹虚

C.真实假虚

D.邪正相持

E.真虚假实

109.外感热病临床出现高热气粗、面红目赤,兼口渴、舌燥少津等,其病机是

110.临床由于气血亏损,血海空虚而致的经闭,其病机是

A.半夏

B.天南星

C.酸枣仁

D.川贝母

E.桔梗

111.治疗肺痈,咳吐脓血,胸痛,宜首选的药物是

112.治疗顽痰咳嗽,胸膈胀闷,宜首选的药物是

A. 金樱子

B. 膻中

B. 石决明

C. 阳陵泉

C. 桑螵蛸

D. 太渊

D. 鸡内金

E. 绝骨

E. 海螵蛸

123. 在八会穴中,脉会是

113. 既能固精缩尿,又能明目的药物是

124. 在八会穴中,筋会是

114. 既能固精缩尿,又能涩肠止泻的药物是

A. 行间、侠溪

A. 青风藤

B. 心俞、胆俞

B. 鸡血藤

C. 心俞、脾俞

C. 当归

D. 足三里、内关

D. 白芍

E. 太溪、肾俞

E. 川芎

125. 治疗脾胃不和型不寐,应配合

115. 具有补血,舒筋活络功效的药物是

126. 治疗心胆气虚型不寐,应配合

116. 具有补血,润肠,止痛功效的药物是

A. 37.5 ~ 38℃

A. 清热解毒,凉血散瘀

B. 39.1 ~ 41℃

B. 凉血止血,利水通淋

C. 38.1 ~ 39℃

C. 清肝宁肺,凉血止血

D. > 41℃

D. 清热泻火,利水通淋

E. 39.1 ~ 40℃

E. 清热凉血,活血散瘀

127. 低热的体温是

117. 小蓟饮子的功用是

128. 中等度热的体温是

118. 咳血方的功用是

A. 真性红细胞增多症

A. 钩藤、川牛膝

B. 大面积烧伤

B. 钩藤、生龙骨

C. 急性白血病

C. 钩藤、川贝母

D. 急性失血性贫血

D. 钩藤、生牡蛎

E. 糖尿病酮症酸中毒

E. 钩藤、生龟甲

129. 引起网织红细胞减少的疾病是

119. 羚角钩藤汤的组成中含有的药物是

130. 引起网织红细胞明显增多的疾病是

120. 天麻钩藤饮的组成中含有的药物是

A. ST 段下垂型压低

A. 茵陈蒿汤

B. ST 段上抬型压低

B. 三仁汤

C. ST 段抬高,对应导联 ST 段压低

C. 大黄附子汤

D. ST 段弓背向上抬高

D. 大黄牡丹汤

E. ST 段弓背向下抬高

E. 甘露消毒汤

131. 典型心绞痛

121. 主治肠痈初起,湿热瘀滞证的方剂是

132. 变异型心绞痛

122. 主治湿温初起及暑温夹湿之湿重于热证的方
剂是

A. α 受体阻滞药

B. β 受体阻滞药

A. 中脘

C. M 受体阻滞药

D. H_1 受体阻滞药

E. H_2 受体阻滞药

133. 酚妥拉明的药物分类是

134. 雷尼替丁的药物分类是

　

A. 地西泮

B. 吗啡

C. 阿司匹林

D. 苯妥英钠

E. 苯巴比妥

135. 治疗三叉神经痛的药物是

136. 治疗关节痛的药物是

　

A. 呋塞米

B. 氨苯蝶啶

C. 葡萄糖

D. 氢氯噻嗪

E. 螺内酯

137. 用于治疗轻、中度水肿的药物是

138. 用于治疗严重水肿的药物是

　

A. 加强水源管理

B. 保持居室空气流通

C. 灭蚊

D. 防止虫类叮咬

E. 勤换和洗晒衣物及床单

139. 针对切断消化道传染病传播途径应采取的措施是

140. 针对切断呼吸道传染病传播途径应采取的措施是

　

A. 消化道

B. 输血

C. 体液

D. 呼吸道

E. 土壤

141. 丙型肝炎的主要传播途径是

142. 戊型肝炎的主要传播途径是

A. 发热期

B. 低血压休克期

C. 少尿期

D. 多尿期

E. 恢复期

143. 流行性出血热全身中毒症状属于

144. 流行性出血热醉酒面容属于

　

A. 黏液脓血痰

B. 柏油样便

C. 米泔水样便

D. 蛋花汤样便

E. 血水样便

145. 急性细菌性痢疾典型的大便性状是

146. 霍乱的大便性状是

　

A. 医患双方不是双向作用,而是医生对患者单向发生作用

B. 医患双方在医疗活动中都是主动的,医生有权威性,充当指导者

C. 医生和患者具有近似同等的权利

D. 长期慢性患者已具有一定医学知识水平

E. 急性患者或虽病情较重但他们头脑是清醒的

147. 指导 - 合作型的特点是

148. 主动 - 被动型的特点是

　

A. 中药技术人才

B. 中医从业人员

C. 中医医疗机构

D. 中医药教育机构

E. 中医药科研机构

149. 国家鼓励开展中医药专家学术继承工作,培养高层次的中医临床人才和

150. 应当符合国家规定的设置标准,并建立符合国家标准的临床教学基地的是

A1 型选择题(1~30题)

> **答题说明**
>
> 每一道试题下面有 A、B、C、D、E 五个备选答案。请从中选择一个最佳答案。

1. 慢性阻塞性肺疾病痰热郁肺证的中医治法是
   A. 温肺散寒,化痰降逆
   B. 宣肺降气,化瘀止咳
   C. 宣肺散寒,化痰止咳
   D. 清热化痰,宣肺平喘
   E. 解表散寒,止咳化痰

2. 哮喘持续状态是指严重哮喘持续时间在
   A. 4 小时以上
   B. 8 小时以上
   C. 12 小时以上
   D. 24 小时以上
   E. 36 小时以上

3. 慢性左心功能不全的早期临床症状是
   A. 下肢水肿
   B. 肝 - 颈静脉回流征阳性
   C. 胸水和腹水
   D. 舒张期奔马律
   E. 阵发性夜间呼吸困难

4. 诊断急性肺水肿最特异的症状是
   A. 气促发绀,烦躁不安
   B. 肺动脉瓣区第二心音亢进
   C. 咳粉红色泡沫痰
   D. 心尖区可闻及奔马律
   E. 局部哮鸣音

5. 急性心肌梗死最常见的心律失常是
   A. 窦性停搏
   B. 阵发性室上性心动过速
   C. 室性期前收缩和室性心动过速
   D. 交界性心律
   E. 心房扑动

6. 高血压伴有低血钾首先应考虑
   A. 皮质醇增多症
   B. 继发于慢性肾炎的高血压
   C. 原发性醛固酮增多症
   D. 肾动脉狭窄
   E. 嗜铬细胞瘤

7. 治疗胃炎胃阴不足证应首选的方剂是

A. 四物汤
B. 人参养荣汤
C. 益胃汤
D. 参苓白术散
E. 六君子汤

8. 消化性溃疡肝胃郁热证的治法是
   A. 疏肝理气,和胃止痛
   B. 清胃泄热,疏肝理气
   C. 健脾益气,温中和胃
   D. 活血化瘀,和胃止痛
   E. 养阴益胃,和阳生津

9. 尿路感染初发者,治疗应首选的药物是
   A. 四环素
   B. 磺胺类
   C. 链霉素
   D. 氯霉素
   E. 青霉素

10. 慢性髓细胞性白血病阴虚内热证,治疗应首选的方剂是
    A. 膈下逐瘀汤
    B. 青蒿鳖甲汤
    C. 八珍汤
    D. 清营汤
    E. 犀角地黄汤

11. 下列关于原发免疫性血小板减少症实验室检查的叙述,错误的是
    A. 红系及粒、单核系正常
    B. 急性型骨髓有血小板形成的巨核细胞显著增加
    C. 急性型骨髓巨核细胞数量轻度增加或正常
    D. 出血时间延长,血块收缩不良
    E. 急性型血小板多在 $20 \times 10^9/L$ 以下

12. 对癫痫最有诊断意义的是
    A. 头颅 CT
    B. 脑电图
    C. 脑电地形图
    D. 脑血流图

E. 核磁共振

13. 灭菌是指

　　A. 杀灭细菌

　　B. 杀灭病原微生物

　　C. 杀灭有害微生物

　　D. 杀灭一切活的微生物

　　E. 杀灭芽孢类微生物

14. 下列不属全身麻醉的是

　　A. 吸入麻醉

　　B. 静脉麻醉

　　C. 肌内注射麻醉

　　D. 直肠灌注麻醉

　　E. 蛛网膜下腔麻醉

15. 门静脉高压的手术治疗方法不包括

　　A. 分流术

　　B. 断流术

　　C. 转流术

　　D. 脾切除术

　　E. 肝叶切除术

16. 下列哪项属于特异性感染

　　A. 结核

　　B. 痈

　　C. 疖

　　D. 脓肿

　　E. 丹毒

17. 慢性前列腺炎指诊前列腺的特点描述,错误的是

　　A. 中央沟消失

　　B. 正常大小或稍大

　　C. 两侧叶可不对称

　　D. 可有触压痛

　　E. 质地偏硬或不均匀

18. 治疗直肠肛管周围脓肿火毒炽盛证的常用方药是

　　A. 仙方活命饮加减

　　B. 黄连解毒汤加减

　　C. 透脓汤加减

　　D. 青蒿鳖甲汤加减

　　E. 三妙丸加减

19. 治疗血热型胎动不安,应首选的方剂是

　　A. 保阴煎

　　B. 胎元饮

C. 清热固经汤

D. 寿胎丸

E. 固阴煎

20. 产后发热感染邪毒证的治法是

　　A. 清热解毒,泻下逐瘀

　　B. 清热解毒,活血化瘀

　　C. 解毒排脓,逐瘀通腑

　　D. 清热透邪,生津止渴

　　E. 清营解毒,凉血养阴

21. 治疗阴虚血热型黄体功能不足的首选方剂是

　　A. 补中益气汤

　　B. 归肾丸

　　C. 两地汤

　　D. 清经散

　　E. 举元煎

22. "治崩三法"指的是

　　A. 止血、固脱、调经

　　B. 调经、固本、善后

　　C. 补肾、扶脾、调肝

　　D. 塞流、澄源、复旧

　　E. 塞流、固本、调经

23. 治疗血虚化燥型外阴硬化性苔癣首选的方剂是

　　A. 左归丸

　　B. 知柏地黄丸

　　C. 人参养荣汤

　　D. 右归丸

　　E. 归脾汤

24. 下列各项,不属子宫脱垂的非手术治疗的是

　　A. 增强体质,加强营养

　　B. 保持大便通畅

　　C. 治疗慢性疾病

　　D. 使用子宫托

　　E. 脱垂子宫悬吊

25. 小儿出生后能独自走的月龄一般是

　　A. 8 个月

　　B. 9 个月

　　C. 10 个月

　　D. 11 个月

　　E. 12 个月

26. 关于生理性黄疸的描述,下列错误的一项是

　　A. 生后 2~3 天出现黄疸

B. 黄疸持续时间较短

C. 无伴随病证

D. 黄疸程度较重

E. 预后良好

27. 治疗小儿急性肾小球肾炎湿热内蕴证,应首选是方剂是

  A. 麻黄连翘赤小豆汤

  B. 五皮饮

  C. 五味消毒饮合三妙丸

  D. 越婢汤

  E. 三仁汤

28. 对诊断小儿支气管哮喘最有价值的肺部体征是

  A. 双肺呼吸音增粗

  B. 双下肺中细湿啰音

  C. 两肺满布哮鸣音,呼气延长

D. 双肺呼吸音减弱

E. 右肺中湿啰音,随体位改变

29. 下列各项,不属过敏性紫癜临床表现的是

  A. 皮肤出血点

  B. 便血

  C. 呕吐

  D. 血尿、蛋白尿

  E. 关节畸形

30. 猩红热发热和出疹的时间是

  A. 发热 3~4 天出疹

  B. 发热数小时~1 天出疹

  C. 发热 1/2~1 天出疹

  D. 发热 4~5 天出疹

  E. 发热 6~7 天出疹

A2 型选择题(31~78 题)

> **答题说明**
>
> 每一道试题是以一个小案例出现的,其下面都有 A、B、C、D、E 五个备选答案。请从中选择一个最佳答案。

31. 患者,男,28 岁。发作性喉间痰鸣气喘多年,因受寒发作 1 天。现症见:呼吸急促,喉中哮鸣有声,胸膈满闷如塞,咳不甚,咯吐不爽,痰稀薄色白,面色晦滞带青,口不渴,形寒畏冷,舌苔白滑,脉弦紧。治疗应首选的方剂是

  A. 定喘汤

  B. 射干麻黄汤

  C. 七味都气丸

  D. 苏子降气汤

  E. 小青龙汤

32. 患者,男,38 岁。突发咳嗽,咳痰黄稠,进而咳铁锈色痰,呼吸气促,高热不退,胸膈痞满,按之疼痛,口渴烦躁,小便黄赤,大便干燥,舌红苔黄,脉洪数或滑数。其中医治法是

  A. 疏风清热,宣肺止咳

  B. 清热化痰,宽胸止咳

  C. 清热解毒,化痰开窍

  D. 益气养阴,润肺化痰

  E. 解表散寒,清泄里热

33. 患者,男,56 岁。患肺炎,经抗生素治疗后好转。现症见:干咳少痰,咳嗽声低,气短神疲,身热

手足心热,自汗,心胸烦闷,口渴欲饮,舌红,苔薄黄,脉细数。治疗应首选的方剂是

  A. 竹叶石膏汤加减

  B. 沙参麦冬汤

  C. 清营汤

  D. 生脉散合四逆汤

  E. 补肺汤

34. 患者,男,75 岁。原发性支气管肺癌,咳嗽,痰多,胸闷,纳差便溏,身热尿黄,舌质暗,有瘀斑,苔厚腻,脉滑数。其辨证是

  A. 气滞血瘀

  B. 阴虚热毒

  C. 痰湿毒蕴

  D. 气阴两虚

  E. 阴阳两虚

35. 患者,女,30 岁。风湿性心脏病二尖瓣病变 10 年,出现慢性房颤 3 年,1 周前因心功能不全入院,经用洋地黄治疗后,心率骤然转为绝对规则,40 次/分。应首选的治疗措施是

  A. 加用氯化钾

  B. 继续以洋地黄维持量治疗

C. 减少洋地黄用量

D. 同步直流电复律

E. 停用洋地黄,并按洋地黄中毒处理

36. 患者,男,56 岁。心脏骤停后出现室性心动过速,电击后仍没有好转。应首选的药物是

A. 利多卡因

B. 胺碘酮

C. 阿托品

D. 洋地黄

E. 地西泮

37. 患者,女,34 岁。二尖瓣狭窄,呼吸困难,伴咯血 3 天,双肺底少许水泡音,心脏正侧位片可见瘀血。应首选的治疗措施是

A. 可待因

B. 毛花苷 C

C. 硝酸甘油或硝酸异山梨醇

D. 氨苯蝶啶

E. 吸氧

38. 患者,男,65 岁。胃癌大部切除术后半年。现症见神疲乏力,面色无华,少气懒言,动则气促,自汗,消瘦,舌苔薄白,舌质淡白,边有齿痕,脉沉细无力。其辨证是

A. 气阴两虚证

B. 心脾两虚证

C. 气虚不摄证

D. 心气虚证

E. 气血两虚证

39. 患者,男,6 岁。1 个月前出现眼睑浮肿,尿常规检查为蛋白尿,24 小时定量为 4.5g,血浆总蛋白为 25g/L,B 超提示腹水。其诊断是

A. 急性肾小球肾炎

B. 慢性肾小球肾炎

C. 肾病综合征

D. 肝硬化腹水

E. 营养不良

40. 患者,女,49 岁。尿频尿急 3 天,小便混浊,排尿刺痛,下腹部疼痛,无发热和腰痛。尿常规:尿蛋白(-),白细胞 20～30 个/高倍视野,红细胞 10～15 个/高倍视野。为改善患者症状,同时增加抗生素的疗效,可以服用的药物是

A. 低分子右旋糖酐

B. 必需氨基酸

C. 硝苯地平

D. 碳酸氢钠

E. 呋塞米

41. 患者,男,35 岁。慢性髓细胞性白血病 5 年。近 1 个月来低热,盗汗,头晕,面色潮红,口干口苦,心悸,消瘦,面色无华,皮肤瘀斑,舌红,脉细数。应首选的中西医治疗方案是

A. 马利兰,八珍汤

B. 羟基脲,青蒿鳖甲汤

C. 羟基脲,膈下逐瘀汤

D. 干扰素 α,茜根散

E. 白消安,清骨散

42. 患者,男,30 岁。有糖尿病病史。多食易饥,口渴多尿,形体消瘦,大便干结,舌苔黄,脉滑实有力。治疗应首先考虑的方剂是

A. 金匮肾气丸

B. 玉女煎

C. 五味消毒饮

D. 六味地黄丸

E. 消渴方

43. 患者,男,26 岁。近年来有多次强直、阵挛、昏睡发作,一般数分钟内意识恢复,发作前胸腹有气上冲感。属于癫痫的哪种发作类型

A. 大发作

B. 失神小发作

C. 精神运动性发作

D. 局限性发作

E. 癫痫持续状态

44. 患者,女,45 岁。神志模糊,语声低微,冷汗大出,身凉畏冷,四肢不温,尿少或无尿,舌质淡白,脉微欲绝。其辨证是

A. 热伤营血证

B. 真阴衰竭证

C. 阳气暴脱证

D. 气滞血瘀证

E. 热伤气阴证

45. 患者,男,64 岁。患有糖尿病 3 年,血脂、血糖控制不理想。今晨出现昏厥 1 次,短暂失忆,视物黑蒙,右侧肢体无力,麻木,休息 30 分钟后症状消失,应首先考虑的诊断是

A. 脑出血

B. 癫痫

C. 腔隙性梗死

D. 脑栓塞

E. 短暂性脑缺血发作

46. 患者,女,76 岁。咳嗽,痰少,胸胁刺痛,呼吸、转侧则疼痛加重,寒热往来,口苦咽干,苔薄白,脉弦数。其病证结合的诊断是

　　A. 喘证,风寒壅肺证

　　B. 支饮,寒饮伏肺证

　　C. 悬饮,邪犯胸肺证

　　D. 胁痛,肝络失养证

　　E. 虚劳,肝阴虚证

47. 患者,男,54 岁。脑震荡,受伤 10 天后仍感头晕,肢倦乏力,精神不振,舌淡,苔薄白,脉细。其中医治法是

　　A. 益气补肾,养血健脑

　　B. 益气养血,活血化瘀

　　C. 疏肝活血,安神健脑

　　D. 清热解毒,活血养血

　　E. 开窍通闭,活血化瘀

48. 患者,男,30 岁。持续性上腹隐痛 3 个月,食欲不振,消瘦。查体:面色苍白,上腹部有压痛,未触及包块,肝、脾肋下未及。对确诊有帮助的检查是

　　A. 纤维胃镜加活检

　　B. 肝放射性核素扫描

　　C. B 型超声检查

　　D. 血清胃泌素测定

　　E. 胃酸测定

49. 患者,女,60 岁。患高脂血症 10 年,现面色㿠白,畏寒肢冷,腰膝酸软,耳鸣眼花,腹胀纳呆,大便稀溏,舌淡胖,苔白滑,脉沉细。中医证型是

　　A. 肝肾阴虚证

　　B. 脾肾阳虚证

　　C. 痰浊中阻证

　　D. 胃热滞脾证

　　E. 肝郁脾虚证

50. 患者,女,18 岁。左乳外上象限一黄豆大小肿块,质地坚韧,表面光滑,边缘清楚,与周围组织无粘连,极易推动,挤压无乳头溢液。应首先考

虑的是

　　A. 乳腺囊性增生症

　　B. 乳腺纤维腺瘤

　　C. 乳腺癌

　　D. 乳腺导管扩张症

　　E. 急性乳腺炎

51. 患者,男,55 岁。间歇性胃痛发作 5 年,近 2 个月发作频繁,无规律,同时体重减轻,大便隐血试验持续阳性。应首先考虑的是

　　A. 食管癌

　　B. 胃溃疡穿孔

　　C. 胃癌

　　D. 十二指肠溃疡穿孔

　　E. 瘢痕性幽门梗阻

52. 患者,女,45 岁。餐后突发性上腹痛,刀割样,恶心呕吐,全腹压痛,反跳痛阳性,腹肌紧张。为确诊,进一步应做的检查是

　　A. 尿淀粉酶

　　B. 立位腹部平片

　　C. 腹部彩超

　　D. 肝、肾功能

　　E. 血脂肪酶

53. 患者,女,34 岁。单纯性甲状腺肿患者,症见颈部肿块皮宽质软,伴有神情呆滞,倦怠畏寒,行动迟缓,肢冷,性欲下降,舌质淡,脉沉细。其中医治法是

　　A. 疏肝解郁,健脾益气

　　B. 疏肝补肾,调摄冲任

　　C. 疏肝理气,软坚散结

　　D. 清肝泄胃,解毒消肿

　　E. 理气开郁,化痰散结

54. 患者,女,26 岁。产后 1 个月双乳出现红肿热痛,可触及包块,应首先考虑的诊断是

　　A. 积乳囊肿

　　B. 乳腺癌

　　C. 乳腺纤维腺瘤

　　D. 乳腺增生症

　　E. 急性乳腺炎

55. 患者,男,52 岁。血栓闭塞性脉管炎,症见右下肢暗红,下垂时更甚,足趾蓁毛脱落,趺阳脉搏动消失,患肢持久性静息痛,尤以夜间痛甚,舌

质红或紫暗,苔薄白,脉沉细而涩。其中医辨证是

A. 寒湿证

B. 血瘀证

C. 气滞血瘀证

D. 寒凝血瘀证

E. 血瘀脉络证

56. 患者,女,38岁。患带状疱疹,皮损色淡,疱壁松弛,破后糜烂,渗出,疼痛轻,口不渴,食少腹胀,大便时溏;舌质淡,苔白,脉沉缓。其中医治法是

A. 凉血解毒,泄热散瘀

B. 清肝泻火,解毒止痛

C. 健脾利湿,清热解毒

D. 清热利湿,解毒化浊

E. 清热利湿,和营通络

57. 患者,男,34岁。有冶游史。胸壁、腹壁广泛多发皮疹1个月,轻度瘙痒,无疼痛。梅毒螺旋体检查和梅毒血清试验阳性。应考虑的诊断是

A. 一期梅毒

B. 二期梅毒

C. 三期梅毒

D. 隐性梅毒

E. 先天性梅毒

58. 患者背部肿胀灼痛5天,伴发热,口渴,大便干结。检查:背部有1个15cm×7cm的红色肿块,上有多个小脓头。舌红苔黄,脉滑数。其治法是

A. 和营托毒,清热利湿

B. 凉血泻火,清热利湿

C. 清热解毒,凉血泻火

D. 清热凉血解毒

E. 凉血解毒,清热利湿

59. 患者,女,30岁。妊娠47天,恶心呕吐,多为食物,呕不能食,或食入即吐,脘腹胀满,不思饮食,头晕乏力,倦怠思睡,舌淡,苔白,脉缓滑无力。治疗应首选的方剂是

A. 加味温胆汤

B. 香砂六君子汤

C. 小半夏加茯苓汤

D. 干姜人参半夏丸

E. 苏叶黄连汤

60. 患者,女,31岁。月经周期不规则,周期、经期延

长,量偏多,婚后4年不孕,双合诊检查:子宫后倾后屈,基础体温呈单相。首先应考虑的诊断是

A. 子宫位置异常

B. 黄体萎缩不全

C. 无排卵性功血

D. 黄体发育不全

E. 子宫内膜修复延长

61. 患者,女,31岁,已婚。停经2个月余,反复少量阴道流血18天,10天前曾下腹剧痛。现下腹坠胀。妇科盆腔及B型超声波检查:子宫大小正常,右附件包块约7cm×6cm×5cm大小,尿妊娠试验可疑(+)。应首先考虑的是

A. 宫外孕未破损型

B. 宫外孕不稳定型

C. 宫外孕包块型

D. 子宫内膜异位症

E. 右附件炎性包块

62. 患者,女,35岁。性交后阴道流血2个月,妇科检查见宫颈中度糜烂,宫颈活组织检查示异型细胞占据上皮层的下1/3~2/3。应首选的治疗措施是

A. 暂时按炎症处理

B. 行子宫全切除术

C. 行激光、冷凝等治疗,术后定期随访

D. 行子宫全切及双侧附件切除术

E. 暂不需处理,随访观察

63. 患者,女,26岁,已婚。妊娠40周,规律宫缩3小时,胎膜破裂后突然出现烦躁不安、寒战、呼吸困难、发绀,数分钟后即死亡。首先应考虑的诊断是

A. 羊水栓塞

B. 先兆子宫破裂

C. 子痫

D. 胎盘早剥

E. 前置胎盘

64. 患者,女,26岁,已婚。产后2天,恶寒发热,头痛,咳嗽流涕,肢体疼痛,无汗纳呆,舌苔薄白,脉浮。治疗应首选的方剂是

A. 银翘散

B. 小柴胡汤

C. 桂枝汤

D. 荆防败毒散

E. 荆穗四物汤

65. 患者,女,26 岁,已婚。初产妇。妊娠 40 周,骨盆狭窄,产程出现停滞并突发剧烈腹痛,考虑的诊断是

A. 羊水栓塞

B. 子宫破裂

C. 子痫

D. 胎盘早剥

E. 前置胎盘

66. 患者,女,23 岁,已婚。新婚,想半年后要孩子,应首选的避孕方法是

A. 宫内节育器

B. 口服避孕药

C. 避孕套

D. 皮下埋植避孕

E. 紧急避孕药

67. 患者,女,30 岁,已婚,G_2P_1。末次月经为 40 天前,10 天前开始阴道少量流血,淋沥至今未断,伴下腹痛 2 小时。查体:下腹压痛、反跳痛,后穹隆饱满,触痛,盆腔触诊不满意。应首选的检查是

A. 宫腔镜

B. 动态观察

C. 诊断性刮宫术

D. 阴道后穹隆穿刺

E. 血常规

68. 患者,女,28 岁。外阴干燥瘙痒、变白、脱屑、皲裂,阴唇、阴蒂萎缩,伴头晕眼花,心悸怔忡,气短乏力,面色萎黄,舌质淡,苔薄白,脉细。治疗应首选的方剂是

A. 萆薢渗湿汤

B. 五味消毒饮

C. 归肾丸

D. 人参养荣汤

E. 右归丸

69. 患儿,男,足月新生儿。出生后 24 小时出现黄疸,肤黄色晦,面色少华,神疲易吐,青筋怒张,胁肋下有痞块,舌质暗红伴少许瘀斑,苔黄,指纹紫滞。治疗应首选的方剂是

A. 茵陈理中汤加减

B. 茵陈蒿汤加减

C. 血府逐瘀汤加减

D. 羚角钩藤汤加减

E. 黄连解毒汤加减

70. 患儿,女,1 岁。诊为肺炎,咳嗽逾月,症见潮热盗汗,面色潮红,干咳无痰,舌红而干。其辨证是

A. 阴虚肺热

B. 风热闭肺

C. 风寒闭肺

D. 痰热闭肺

E. 邪陷厥阴

71. 患儿,男,8 岁。患感冒 1 周未愈。昨起水肿从眼睑开始,继而四肢、全身,颜面为甚,舌苔薄白,脉浮。治疗应首选的方剂是

A. 越婢加术汤

B. 麻黄汤

C. 麻黄连翘赤小豆汤

D. 五皮饮

E. 实脾散

72. 患儿,男,9 岁。诊断为感染性休克。症见神志不清,面色苍白,呼吸促而弱,皮肤干燥,尿少口干,四肢厥冷,唇舌干绛,苔少而干,脉细数而无力。其中医辨证是

A. 热毒内闭

B. 阴竭阳脱

C. 气阴亏竭

D. 心阳虚衰

E. 肝肾阴虚

73. 患儿,男,8 岁。因四肢关节游走性疼痛 2 周而就诊。现症见:膝及肘关节红肿疼痛,局部灼热,呈游走性,伴发热恶风,汗出不解,口渴欲饮,小便黄赤,大便秘结,舌质红,苔黄厚腻,脉滑数。治疗应首选的方剂是

A. 九味羌活汤

B. 大秦艽汤

C. 乌头汤

D. 宣痹汤

E. 独活寄生汤

74. 患儿,男,2 岁。发热 1 天出疹。皮疹初起细小淡红,后转鲜红,疹点密集,伴壮热口渴,燥热不宁,大便秘结,舌红,苔黄,脉洪数。治疗应首选

的方剂是

A. 化斑解毒汤

B. 透疹凉解汤

C. 银翘散

D. 清营汤

E. 白虎汤

75. 患儿,女,1岁3个月。未接种麻疹减毒活疫苗,半月前曾接触过麻疹病儿,近4天来发热、咳嗽、羞明,口腔两颊黏膜明显充血,可见细小白色斑点。血常规:WBC $4.5 \times 10^9/L$。首先考虑的病证诊断是

A. 麻疹,初热期

B. 麻疹,见形期

C. 麻疹,麻毒闭肺

D. 麻疹,热毒攻喉

E. 麻疹,邪陷心肝

76. 患儿,男,4岁。发热,流涕咳嗽,纳差恶心,1天后口腔内出现疱疹,伴疼痛流涎,手足心部出现米粒大小的疱疹,分布稀疏,疹色红润,根盘红晕不著,疱液清亮,舌质红,苔薄黄腻,脉浮数。其中医辨证是

A. 湿热蒸盛证

B. 邪犯肺脾证

C. 肝胆湿热证

D. 毒邪内闭证

E. 邪郁肺卫证

77. 患儿,女,5岁。咳嗽痰多,色黄黏稠,难以咯出,发热口渴,烦躁不安,尿少色黄,大便干结,舌质红,苔黄腻,脉滑数。治疗应首选的方剂是

A. 金沸草散加减

B. 桑菊饮加减

C. 清金化痰汤加减

D. 三拗汤合二陈汤加减

E. 六君子汤加减

78. 患儿,男,10岁。近2日咳嗽、胸闷、气急,活动后加重,伴低热,鼻塞流涕,咽痛,咳痰,肢体酸楚,头晕乏力,心悸气短,胸闷胸痛。查体:体温37.8℃,脉搏98次/分,呼吸28次/分,听诊可闻及细湿啰音,心界稍大,偶及早搏,有收缩期奔马律,舌质红,苔薄,脉结代。超声心动图示左室肥大。CK－MB 21.3U/L,TNT 0.36ng/mL。最可能的诊断是

A. 病毒性心肌炎,风热犯心证

B. 病毒性心肌炎,湿热侵心证

C. 小儿肺炎,风热闭肺证

D. 小儿肺炎,风寒闭肺证

E. 急性上呼吸道感染,风热感冒证

A3型选择题(79~120题)

答题说明

以下提供若干个案例,每个案例下设3道考题。请根据题干所提供的信息,在每一道考题下面的A、B、C、D、E五个备选答案中选择一个最佳答案。

(79~81题共用题干)

患者,女,43岁。近3月来午后低热,剧烈咳嗽,痰中带血,进食少,乏力,消瘦,应用抗生素及止咳化痰药物无效,X线检查未见异常,血沉未见增快,痰中找到结核菌。现症见:干咳,咳声短促,咳少量白黏痰,胸部隐痛,午后手足心热,口干,盗汗,舌红少苔,脉细数。

79. 其病证结合诊断是

A. 急性气管－支气管炎,气阴两虚证

B. 慢性支气管炎,肺阴虚证

C. 肺结核,肺阴亏损证

D. 过敏性肺炎,阴虚火旺证

E. 支气管哮喘,气阴耗伤证

80. 其中医治法是

A. 清热解毒

B. 行气化滞

C. 益气养阴

D. 活血化瘀

E. 滋阴润肺

81. 治疗应首选的方剂是

A. 血府逐瘀汤

B. 增液承气汤

C. 月华丸加减

D. 益气聪明汤

E. 半夏茯苓汤

B. γ - GT

C. 血培养

D. 包虫囊液皮试

E. 血清胆红素测定

(82~84题共用题干)

患者,男,68岁。胸闷痛反复发作10余年,突然加重且持续不缓解将近1小时,伴有心悸,大汗淋漓,四肢厥冷,面色唇甲青紫,舌质青紫,脉微欲绝。心电图见 V_3 ~ V_5 导联 ST 段抬高,血压 90/60mmHg,CK - MB 80U/mL,肌钙蛋白2.2mg/L。

82. 其最可能的诊断是

A. 急性前间壁心肌梗死

B. 急性广泛前壁心肌梗死

C. 急性下壁心肌梗死

D. 急性前壁心肌梗死

E. 急性高侧壁心肌梗死

83. 其中医治法是

A. 豁痰活血,理气止痛

B. 活血化瘀,通络止痛

C. 益气活血,祛瘀止痛

D. 益气滋阴,通脉止痛

E. 回阳救逆,益气固脱

84. 治疗应首选的方剂是

A. 补阳还五汤加减

B. 真武汤加减

C. 左归丸加减

D. 参附龙牡汤加减

E. 右归丸加减

(85~87题共用题干)

患者,男,40岁。右上腹痛2个月,肝肋下3cm,脾肋下2cm,移动浊音阳性。HBsAg 阳性,B超检查见肝右叶有一直径5cm占位病变。

85. 最可能的诊断

A. 肝硬化

B. 细菌性肝脓肿

C. 肝血管瘤

D. 肝癌

E. 肝包虫病

86. 最适合的实验室检查是

A. AFP

87. 对该病最有确定诊断意义的检查是

A. B 超

B. 腹部 CT

C. X 线检查

D. 肝功能检查

E. 肝组织活检

(88~90题共用题干)

患者,男,43岁。无明显诱因出现眼睑及下肢浮肿,气喘,乏力。血压 142/94mmHg。现症见浮肿,按之凹陷不易恢复,腹胀纳少,面色萎黄,神疲乏力,尿少色清,便溏,舌质淡,苔白腻,脉沉弱。实验室检查:尿常规蛋白阳性,24小时尿蛋白定量4.8g,血浆总蛋白48g/L,白蛋白23g/L,血清胆固醇6.7mmol/L,甘油三酯5.9mmol/L。

88. 最可能的诊断是

A. 急性肾炎

B. 肾病综合征

C. 慢性肾炎

D. 慢性肾衰竭

E. 尿路感染

89. 其中医治法是

A. 温运脾阳,利水消肿

B. 温肾助阳,化气行水

C. 清热利湿,利水消肿

D. 疏风解表,宣肺利水

E. 宣肺解毒,利湿消肿

90. 入院后给以呋塞米静脉滴注,尿量未见增多,治疗应采取的措施是

A. 补液扩容

B. 服用免疫抑制剂

C. 静脉滴注抗生素

D. 血浆或血浆白蛋白输注

E. 口服利尿剂

(91~93题共用题干)

患者,男,65岁。有间歇性头痛、头晕、血压偏高史,未系统诊治。现精神萎靡,少寐多梦,腰膝酸软,遗精耳鸣,四肢不温,形寒怯冷,舌质淡,脉沉弱。昨日出现剧烈头痛,伴心悸,多汗,呕吐,视物模糊,抽搐,面色苍白,血压190/120mmHg,心率120次/分。

91. 最可能的诊断是

A. 高血压3级

B. 高血压脑病

C. 恶性高血压

D. 高血压危象

E. 继发性高血压

92. 中医证型是

A. 肝肾阴虚证

B. 瘀血内停证

C. 痰湿内盛证

D. 肾阳虚衰证

E. 肝阳上亢证

93. 治疗应首选

A. 血府逐瘀汤

B. 半夏白术天麻汤

C. 杞菊地黄丸

D. 济生肾气丸

E. 天麻钩藤饮

(94~96题共用题干)

患者,男性,50岁。右小腿突然红肿热痛1天,伴有高热40℃。局部症见右小腿前外侧大片红肿色鲜,边界清楚,扪之灼手,压痛明显,压之退色。舌红,苔黄腻,脉滑数。

94. 本病的诊断是

A. 红丝疔

B. 丹毒

C. 气性坏疽

D. 痈

E. 痛风

95. 其辨证是

A. 风热化火证

B. 胎火胎毒证

C. 湿热化火证

D. 毒邪内攻证

E. 肝胆湿热证

96. 本病的内治主方当选

A. 黄连解毒汤

B. 普济消毒饮

C. 龙胆泻肝汤

D. 清瘟败毒饮合犀角地黄汤

E. 五神汤合草薢渗湿汤

(97~99题共用题干)

患者,男,30岁。近1周出现腰骶部及会阴部疼痛,小便频急,茎中热痛,尿色黄浊,苔黄腻,脉滑数。直肠指诊,前列腺饱满肿胀,有明显压痛,光滑无硬节,诊为前列腺炎。

97. 其中医辨证是

A. 肾阴不足

B. 湿热蕴结

C. 气滞血瘀

D. 中气下陷

E. 肾虚不固

98. 中医确立的治则是

A. 清利湿热

B. 滋阴降火

C. 温肾固精

D. 活血散瘀

E. 益气举陷

99. 治疗应首选的方剂是

A. 金锁固精丸合右归丸

B. 补中益气汤

C. 知柏地黄丸

D. 前列腺汤

E. 八正散

(100~102题共用题干)

患者,女,25岁,半个月前开始性情急躁,失眠,怕热,出汗和心慌,血清甲状腺素增高。

100. 体格检查可能发现

A. 心脏扩大

B. 脉搏不齐

C. 心前区闻及杂音

D. 眼球明显突出

E. 甲状腺弥漫性肿大

101. 最合适的辅助检查是

A. 血清胆固醇

B. 血糖

C. 血清甲状腺素

D. 血清蛋白结合碘

E. 蛋白电泳测定

102. 下列哪种检查能较好地评价甲状腺功能亢进

A. 基础代谢

B. 甲状腺摄取^{131}I 测定

C. B 型超声

D. CT

E. 甲状腺穿刺

(103 ~ 105 题共用题干)

患者,女,30 岁,已婚。月经稀发,肥胖,婚后未孕,带下量多,形体肥胖,多毛,四肢倦怠,胸闷泛恶,现月经停闭 8 个月。检查:血 hCG(-)。超声提示:子宫附件无明显异常,内膜厚 7mm。舌体胖大,色淡,苔白腻,脉滑。

103. 其诊断是

A. 月经过少

B. 不孕症

C. 多囊卵巢综合征

D. 子宫肌瘤

E. 闭经

104. 其中医证型是

A. 寒湿凝滞证

B. 脾肾阳虚证

C. 痰湿阻滞证

D. 气滞血瘀证

E. 肝郁脾虚证

105. 治疗应首选的方剂是

A. 苍附导痰丸合佛手散

B. 启宫丸

C. 膈下逐瘀汤

D. 右归丸

E. 温胞饮

(106 ~ 108 题共用题干)

患者,女,41 岁。1 天前突发尿潴留,来院就诊,导尿后扪及下腹正中有一质硬肿块,如孕 3 个月大小,可活动,形状不规则。

106. 首选的辅助检查方法为

A. 盆腔 B 超

B. 盆腔 CT

C. 腹部平片

D. 腹腔镜

E. 腹腔穿刺

107. 最可能的诊断为

A. 妊娠子宫

B. 子宫肌瘤

C. 卵巢巧克力囊肿

D. 子宫内膜癌

E. 上皮性卵巢肿瘤

108. 最好的治疗方案是

A. 腹腔镜检查术

B. 子宫切除术

C. 肿块切除术

D. 定期随访

E. 诊刮术

(109 ~ 111 题共用题干)

患者,女,34 岁。带下量多,呈灰黄色稀薄泡沫状,有臭味,外阴瘙痒,头晕目胀,心烦口苦,胸胁、少腹胀痛,尿黄便结。查体:阴道黏膜点状充血,后穹隆有大量灰黄色稀薄脓性分泌物,多呈泡沫状。舌质红,苔黄腻,脉弦数。阴道分泌物中可见滴虫。

109. 其诊断是

A. 滴虫性阴道炎

B. 细菌性阴道病

C. 萎缩性阴道炎

D. 外阴阴道假丝酵母菌病

E. 外阴炎

110. 全身用药应首选

A. 蛇床子散

B. 制霉菌素

C. 尼尔雌醇

D. 甲硝唑

E. 克林霉素软膏

111. 治疗首选的方剂是

A. 完带汤

B. 知柏地黄汤

C. 龙胆泻肝汤

D. 萆薢渗湿汤

E. 五味消毒饮

(112 ~ 114 题共用题干)

患儿,男,6 个月。夜惊多汗,乏力,烦躁不安,面色不华,纳食不佳,枕秃,舌淡苔白,指纹淡。实验室检查:血钙磷乘积稍低,血碱性磷酸酶升高。

112. 其诊断为
A. 夜啼
B. 惊风
C. 疳证
D. 维生素 D 缺乏性佝偻病
E. 维生素 D 缺乏性手足搐搦症

113. 其分期及证型是
A. 活动早期,肾精亏损
B. 活动早期,肾虚骨弱
C. 活动早期,肺脾气虚
D. 活动期,肾精亏损
E. 活动期,肾虚骨弱

114. 治疗应首选的方剂是
A. 四君子汤合黄芪桂枝五物汤
B. 益脾镇惊散
C. 补肾地黄丸
D. 资生健脾丸
E. 防己黄芪汤合五苓散

(115 ~ 117 题共用题干)

患儿,男,8 个月。平时经常腹泻,近 2 个月面色苍白,食欲缺乏,喜吃土,精神不活泼。查体:口唇结膜苍白,皮肤无出血点,浅表淋巴结不大,心率 120 次/分,心尖部 II 级收缩期杂音,腹软,肝肋下 2cm,脾肋下 2.5cm。

115. 诊断为
A. 营养性缺铁性贫血
B. 再生障碍性贫血
C. 白细胞减少症
D. 急性白血病
E. 慢性粒细胞性白血病

116. 下列哪项检查最不重要
A. 血清铁测定
B. 血清铁蛋白测定
C. 血清总铁结合力测定
D. 血浆蛋白测定
E. 血常规检查

117. 此患儿最可能出现的检查结果是
A. WBC 数升高
B. 血小板减少
C. 出凝血时间延长
D. Hb 下降
E. 网织红细胞明显升高

(118 ~ 120 题共用题干)

患儿,男,5 岁。持续高热 4 天,烦躁不安,咳嗽,流涕,双眼红赤,羞明流泪,耳后发际处首见红色细小疹点,继而头面部渐渐增多,摸之碍手,压之退色,大便干结,小便短少,舌红,苔黄腻,脉数有力。

118. 诊断是
A. 水痘
B. 风痧
C. 丹痧
D. 麻疹
E. 奶麻

119. 辨证是
A. 邪入肺胃证
B. 邪侵肺卫证
C. 邪炽气营证
D. 邪入气营证
E. 毒透肌肤证

120. 治疗首选的方剂是
A. 解肌透痧汤
B. 养阴清肺汤
C. 清解透表汤
D. 透疹凉解汤
E. 清胃解毒汤

B1 型选择题(121~150 题)

答题说明
以下提供若干组考题,每组考题共用在考题前列出的 A、B、C、D、E 五个备选答案。请从中选择一个最佳答案。某个备选答案可能被选择一次、多次或不被选择。

A. 越婢加半夏汤

B. 生脉散合血府逐瘀汤

C. 真武汤

D. 苏子降气汤

E. 补肺汤

121. 慢性肺源性心脏病。呼吸浅短,声低气怯,张口抬肩,倚息不能平卧,心慌,形寒,汗出,舌淡紫,脉沉细微无力。治疗首选的方剂是

122. 慢性肺源性心脏病。咳喘无力,气短难续,咳痰不爽,面色晦暗,心慌,唇甲发紫,神疲乏力,舌淡暗,脉沉细涩无力。治疗应首选的方剂是

A. 心悸气短,动则加剧,胸闷心痛,咳唾

B. 喘促气逆,不能平卧,痰稀量多,形寒肢冷

C. 下肢水肿,喘促气短,形寒肢冷,小便短少

D. 心悸气短,面色晦暗,唇青甲紫,胸胁作痛

E. 咳痰黄稠,烦躁不安,心烦失眠,口干咽燥

123. 慢性心力衰竭心肾阳虚证的主要临床表现是

124. 慢性心力衰竭气滞血瘀证的主要临床表现是

A. 面赤身热,口臭唇焦,尿赤,苔黄燥,脉滑实

B. 嗳气频作,胸胁痞满,腹胀,苔薄腻,脉弦

C. 神疲气短,临厕努挣乏力,大便不燥,脉虚

D. 面色无华,头晕心悸,舌淡,脉细

E. 面色㿠白,畏寒肢冷,尿清,舌苔白,脉沉迟

125. 血虚便秘的辨证特点是

126. 阳虚便秘的辨证特点是

A. 注射铁剂

B. 输血或输入红细胞

C. 口服铁剂

D. 驱虫剂

E. 氨基酸

127. 血红蛋白在 30g/L 以下,症状明显者

128. 口服铁剂不能奏效需要迅速纠正缺铁者

A. 逍遥散合二陈汤

B. 龙胆泻肝汤

C. 天王补心丹

D. 生脉散加味

E. 安神定志丸

129. 甲亢气滞痰凝证,治疗应首选的方剂是

130. 甲亢肝火旺盛证,治疗应首选的方剂是

A. 100%

B. 90%~70%

C. 70%~50%

D. 50%~30%

E. 30% 以下

131. 中度急性有机磷杀虫药中毒时胆碱酯酶活性是

132. 重度急性有机磷杀虫药中毒时胆碱酯酶活性是

A. 14 天

B. 10~12 天

C. 7~9 天

D. 7 天

E. 4~5 天

133. 下腹部、会阴部手术拆线在术后

134. 关节或有减张缝合的拆线在术后

A. 清暑汤

B. 托里透毒散

C. 五味消毒饮合透脓散

D. 活血散瘀汤

E. 黄连解毒汤合犀角地黄汤

135. 治疗脓肿正虚邪恋证,宜用

136. 治疗脓肿余毒流注证,宜用

A. 脂肪瘤

B. 纤维瘤

C. 皮脂腺囊肿

D. 神经纤维瘤

E. 蔓状血管瘤

137. 瘤体外观及手感呈蚯蚓状蜿蜒迂曲的是

138. 皮肤上有色素改变,质地软且多发的是

    A. 当归芍药散

    B. 寿胎丸

    C. 黄芪建中汤

    D. 胎元饮

    E. 逍遥散

139. 治疗气血虚弱型胎动不安,应首选的方剂是

140. 治疗肾虚型胎动不安,应首选的方剂是

    A. 养血益气,温经通络

    B. 养血活络,行瘀止痛

    C. 养血祛风,散寒除湿

    D. 补肾,强腰,壮筋骨

    E. 调理气血,通络止痛

141. 产后遍身疼痛,肢体麻木,关节酸楚,面色萎黄,头晕心悸,舌淡红,少苔,脉细弱。其中医治法是

142. 产后遍身疼痛,或关节刺痛,按之痛甚,恶露量少、色暗,小腹疼痛拒按,舌紫暗,苔薄白,脉弦涩。其中医治法是

    A. 清经散

    B. 清热调血汤

    C. 保阴煎

    D. 丹栀逍遥散

    E. 清热固经汤

143. 治疗实热型无排卵性功血,应首选的方剂是

144. 治疗阳盛血热型排卵性功血,应首选的方剂是

    A. 柯萨奇病毒

    B. 合胞病毒

    C. 轮状病毒

    D. 腺病毒

    E. 流感病毒

145. 咽－结合膜热的主要病原体是

146. 秋季腹泻最常见的病原体是

    A. 外邪引动伏痰,痰阻气道

    B. 感受外邪,肺气郁闭

    C. 感受外邪,肺气失宣

    D. 肺脾肾不足,痰饮内伏

    E. 脾肾阳虚,肾不纳气

147. 支气管哮喘发作期的主要病机是

148. 支气管哮喘缓解期的主要病机是

    A. 不换金正气散

    B. 保和丸

    C. 异功散

    D. 养胃增液汤

    E. 平胃散

149. 患儿不思进食,食少饮多,皮肤失润,大便偏干,小便短黄,手足心热,舌红少津,苔少,脉细数。治疗应首选的方剂是

150. 患儿不思饮食,食而不化,大便偏稀夹不消化食物,面色少华,形体偏瘦,舌质淡,苔薄白,脉细无力。治疗应首选的方剂是

参考答案

第一单元

1. D	2. C	3. C	4. D	5. E	6. B	85. D	86. B	87. B	88. C	89. E	90. D
7. E	8. D	9. E	10. C	11. B	12. B	91. E	92. E	93. E	94. B	95. A	96. A
13. C	14. C	15. E	16. B	17. B	18. D	97. E	98. C	99. C	100. D	101. D	
19. B	20. C	21. C	22. E	23. D	24. C	102. B	103. A	104. D	105. E	106. C	
25. C	26. C	27. E	28. A	29. B	30. B	107. A	108. E	109. B	110. E	111. E	
31. B	32. D	33. A	34. E	35. E	36. C	112. B	113. B	114. A	115. B	116. C	
37. E	38. B	39. A	40. D	41. A	42. D	117. B	118. C	119. C	120. A	121. D	
43. A	44. A	45. E	46. D	47. C	48. B	122. B	123. D	124. C	125. D	126. B	
49. E	50. A	51. A	52. D	53. C	54. D	127. A	128. C	129. C	130. C	131. A	
55. D	56. D	57. B	58. A	59. B	60. E	132. C	133. A	134. E	135. D	136. C	
61. B	62. C	63. C	64. B	65. A	66. B	137. D	138. B	139. A	140. D	141. B	
67. B	68. A	69. C	70. C	71. C	72. D	142. A	143. B	144. A	145. A	146. C	
73. D	74. E	75. D	76. E	77. C	78. B	147. B	148. A	149. A	150. D		
79. C	80. C	81. C	82. B	83. D	84. D						

第二单元

1. D	2. D	3. E	4. C	5. C	6. C	85. D	86. A	87. E	88. B	89. A	90. D
7. C	8. B	9. B	10. B	11. B	12. B	91. B	92. D	93. D	94. B	95. C	96. E
13. D	14. E	15. E	16. A	17. A	18. C	97. B	98. A	99. E	100. E	101. C	
19. A	20. B	21. C	22. D	23. C	24. E	102. A	103. C	104. C	105. A	106. A	
25. E	26. D	27. E	28. A	29. C	30. B	107. B	108. B	109. A	110. D	111. C	
31. B	32. B	33. A	34. C	35. E	36. B	112. D	113. C	114. A	115. A	116. D	
37. C	38. E	39. C	40. D	41. B	42. D	117. D	118. D	119. A	120. C	121. E	
43. A	44. C	45. E	46. C	47. A	48. A	122. B	123. C	124. D	125. D	126. E	
49. B	50. B	51. C	52. B	53. B	54. E	127. B	128. A	129. C	130. B	131. D	
55. B	56. C	57. B	58. A	59. B	60. C	132. E	133. D	134. A	135. B	136. E	
61. B	62. C	63. A	64. E	65. E	66. C	137. B	138. D	139. D	140. B	141. A	
67. D	68. D	69. C	70. A	71. C	72. C	142. B	143. E	144. A	145. D	146. C	
73. D	74. B	75. A	76. B	77. C	78. A	147. A	148. D	149. D	150. C		
79. C	80. E	81. C	82. D	83. E	84. D						

医师资格考试通关要卷（四）

（医学综合）

中西医结合执业助理医师

考生姓名：＿＿＿＿＿＿＿＿

准考证号：＿＿＿＿＿＿＿＿

考　　点：＿＿＿＿＿＿＿＿

考　场　号：＿＿＿＿＿＿＿＿

A1 型选择题(1~60题)

答题说明

每一道试题下面有 A、B、C、D、E 五个备选答案。请从中选择一个最佳答案。

---

1. 构成宇宙本原的是
   A. 天气
   B. 地气
   C. 阳气
   D. 阴气
   E. 精气

2. 五脏分阴阳,脾的阴阳属性是
   A. 阳中之阳
   B. 阳中之阴
   C. 阴中之阳
   D. 阴中之阴
   E. 阴中之至阴

3. 属于"子病犯母"传变的是
   A. 心病及脾
   B. 心病及肾
   C. 心病及肺
   D. 心病及肝
   E. 心病及胃

4. "脾在体"合
   A. 脉
   B. 筋
   C. 骨
   D. 皮
   E. 肉

5. 能助肺呼吸,助心行气的气是
   A. 胃气
   B. 元气
   C. 营气
   D. 卫气
   E. 宗气

6. 过度悲伤可以导致的是
   A. 气上
   B. 气下
   C. 气缓
   D. 气结
   E. 气消

7. 发病的重要条件是
   A. 正气不足
   B. 邪盛而正未衰
   C. 邪气亢盛
   D. 正气与邪气的斗争
   E. 正衰邪盛

8. 阴寒内盛,格阳于外导致的病证是
   A. 真热假寒证
   B. 真寒假热证
   C. 真虚假实证
   D. 真实假虚证
   E. 虚实错杂证

9. 午后颧红的临床意义是
   A. 阳明实热
   B. 阴虚内热
   C. 外感风热
   D. 气虚发热
   E. 真寒假热

10. 小儿眉间、鼻柱及唇周色青,属于
    A. 寒凝气滞
    B. 瘀血内阻
    C. 小儿惊风
    D. 疼痛剧烈
    E. 肝郁脾虚

11. 胃阴枯竭的舌象是
    A. 淡红舌
    B. 紫舌
    C. 绛舌
    D. 镜面舌
    E. 鲜红舌

12. 头痛连齿者,属于
    A. 太阳头痛
    B. 阳明头痛
    C. 少阳头痛
    D. 厥阴头痛
    E. 少阴头痛

13. 具有脉体阔大,来盛去衰特点的脉象是
    A. 促脉
    B. 虚脉
    C. 洪脉

D.实脉

E.代脉

C.滑石

D.金钱草

E.木通

14. 下列各项,不属于表证辨证要点的是

　　A.多见于外感病初期

　　B.起病急

　　C.病位浅

　　D.病程短

　　E.必发展为里证

15. 下列各项,属于气陷证临床表现的是

　　A.流涎不止

　　B.神疲乏力

　　C.胸闷气短

　　D.汗出不止

　　E.脘腹坠胀

16. 下列各项,不属于胆郁痰扰证临床表现的是

　　A.胆怯易惊,惊悸不宁

　　B.失眠多梦,烦躁不安

　　C.胸胁胀闷,善太息

　　D.舌淡红或红,苔白腻

　　E.胁肋胀痛,身目发黄

17. 既能行气宽中安胎,又能解表散寒,解鱼蟹毒的
药物是

　　A.紫苏

　　B.黄芩

　　C.砂仁

　　D.白术

　　E.白豆蔻

18. 既能清肝明目,又能润肠通便的药物是

　　A.决明子

　　B.菟丝子

　　C.枸杞子

　　D.沙苑子

　　E.牛蒡子

19. 秦艽的功效是

　　A.祛风湿,止痹痛,治骨鲠

　　B.祛风湿,通经络,利水

　　C.祛风湿,止痹痛,解表

　　D.祛风湿,通络止痛,退虚热,清湿热

　　E.祛风湿,止痹痛,安胎

20. 善于治疗砂淋、石淋的药物是

　　A.车前子

　　B.石韦

21. 下列各项,不属于木香主治病证的是

　　A.三焦气滞

　　B.肺气阻滞

　　C.肝胆气郁

　　D.脾胃气滞

　　E.大肠气滞

22. 具有凉血止血、清肝泻火功效的药物是

　　A.金银花

　　B.槐花

　　C.款冬花

　　D.菊花

　　E.旋覆花

23. 下列选项中,不属于大承气汤主治证候的是

　　A.大便不通

　　B.热结旁流

　　C.热厥

　　D.痉病

　　E.痢疾

24. 半夏泻心汤的功效是

　　A.和胃消痞,散结利水

　　B.益气和胃,消痞止呕

　　C.寒热平调,消痞散结

　　D.平调寒热,和胃降逆

　　E.泻火解毒,燥湿除痞

25. 朱砂安神丸中配伍黄连的意义是

　　A.泻火解毒

　　B.清热燥湿

　　C.清心泻火

　　D.清热解毒

　　E.清胃泻火

26. 功用为理气化痰,清胆和胃的方剂是

　　A.蒿芩清胆汤

　　B.贝母瓜蒌散

　　C.清气化痰丸

　　D.杏苏散

　　E.温胆汤

27. 茵陈蒿汤的组成药物是

　　A.栀子、茵陈、黄柏

　　B.茵陈、炮姜、附子

C. 茵陈、滑石、黄芩

D. 茵陈、麦芽、川楝子

E. 栀子、茵陈、大黄

28. 胸脘痞闷,按之则痛,或咳痰黄稠,舌苔黄腻,脉滑数者,治宜选用

A. 小陷胸汤

B. 滚痰丸

C. 二陈汤

D. 贝母瓜蒌散

E. 清金化痰丸

29. 在经络系统中,具有离、入、出、合循行特点的是

A. 十二经别

B. 奇经八脉

C. 十二经筋

D. 十二皮部

E. 十五络脉

30. 相表里的阴经与阳经的循行交接部位是

A. 心中

B. 胸中

C. 腹中

D. 头面部

E. 手足末端

31. 下列腧穴中,可以治疗胆道蛔虫症的是

A. 商阳

B. 合谷

C. 曲池

D. 手三里

E. 迎香

32. 在小腿外侧,外踝尖上8寸,胫骨前肌外缘,条口旁开1寸处的穴位是

A. 丰隆

B. 地机

C. 解溪

D. 上巨虚

E. 足三里

33. 以下关于睛明穴主治作用的叙述,不正确的是

A. 目赤肿痛

B. 视物不明

C. 近视,夜盲

D. 坐骨神经痛

E. 眩晕

34. 起于小指次指之端的经脉是

A. 手少阳三焦经

B. 手太阳小肠经

C. 手少阴心经

D. 手阳明大肠经

E. 手厥阴心包经

35. 下列各项中,施灸的禁忌证是

A. 泄泻

B. 脱肛

C. 瘿瘤

D. 乳痈初起

E. 阴虚发热证

36. 表现为典型弛张热的疾病是

A. 风湿热

B. 渗出性胸膜炎

C. 疟疾

D. 布鲁菌病

E. 肺炎链球菌肺炎

37. 下列各项,不引起肝细胞性黄疸的是

A. 疟疾

B. 急性甲型肝炎

C. 中毒性肝炎

D. 钩端螺旋体病

E. 肝癌

38. 下列各项,常引起瞳孔扩大的是

A. 阿托品过量

B. 有机磷农药中毒

C. 吗啡中毒

D. 青光眼

E. 虹膜炎

39. 震颤麻痹病人,可出现的步态是

A. 蹒跚步态

B. 醉酒步态

C. 慌张步态

D. 剪刀步态

E. 共济失调步态

40. 下列各项,可见毛细血管搏动征的是

A. 主动脉瓣狭窄

B. 主动脉瓣关闭不全

C. 低血压性休克

D. 心包积液

E. 心力衰竭

41. 可以使气管移向健侧的疾病是

A.一侧肺不张

B.一侧肺硬化

C.胸膜粘连

D.一侧胸腔积液

E.肺气肿

42.下列各项,不属于血小板减少的疾病是

A.脾功能亢进

B.急性白血病

C.再生障碍性贫血

D.急性放射病

E.急性大失血

43.渗出液的特点是

A.外观淡黄色

B.不能自凝

C.比重 < 1.018

D.黏蛋白定性阳性

E.无致病菌

44.一度房室传导阻滞时的心电图改变为

A.QRS 波群增宽 > 0.12s

B.P - R 间期 > 0.12s

C.P - R 间期 < 0.21s

D.P - R 间期 ≥ 0.21s

E.P - R 间期逐渐延长

45.停药后血药浓度已降至阈浓度以下仍残存的药理效应是

A.停药反应

B.过敏反应

C.后遗效应

D.耐受性

E.毒性反应

46.新斯的明作用最强的是

A.血管平滑肌

B.胃肠平滑肌

C.支气管平滑肌

D.膀胱平滑肌

E.骨骼肌

47.关于 β 受体阻滞药的适应证,错误的是

A.心律失常

B.支气管哮喘

C.心肌梗死

D.高血压

E.心绞痛

48.吗啡治疗胆绞痛和肾绞痛需要合用的药物是

A.阿托品

B.哌替啶

C.阿司匹林

D.可待因

E.美沙酮

49.普萘洛尔具有的作用是

A.减少心输出量

B.促进肾素分泌

C.不引起支气管收缩

D.引起血管收缩

E.增强心肌收缩力

50.茶碱类主要用于治疗

A.支气管哮喘

B.支气管扩张症

C.气管炎

D.肺不张

E.慢性阻塞性肺炎

51.下列慢性乙型肝炎治疗措施,最主要的是

A.一般治疗

B.对症治疗

C.抗病毒治疗

D.保肝治疗

E.抗肝纤维化治疗

52.对人感染高致病性禽流感医学观察病例进行医学观察的时间是

A.3 日

B.7 日

C.10 日

D.2 周

E.1 个月

53.AIDS 急性感染期最常见的表现是

A.发热

B.头痛

C.腹泻

D.皮疹

E.淋巴结肿大

54.流行性乙型脑炎的主要预防措施是

A.接种疫苗

B.对密切接触者进行检疫

C.管好食品

D.隔离患者

E. 防蚊、灭蚊

E. 保守患者的隐私

55. 治疗流行性脑脊髓膜炎,应首选的抗菌药物是

A. 磺胺嘧啶

B. 氯霉素

C. 红霉素

D. 磷霉素

E. 青霉素

56. 伤寒菌血液培养,阳性率最高的时间是

A. 第1周

B. 第2周

C. 第3周

D. 第4周

E. 第5周

57. 医学伦理学的尊重原则主要包括以下几方面,除了

A. 尊重患者及其家属的自主权或决定

B. 尊重患者的一切主观意愿

C. 治疗要获得患者的知情同意

D. 保守患者的秘密

58. 下述内容不属于临床道德原则的是

A. 知情同意原则

B. 身心统一原则

C. 最优化原则

D. 保密原则

E. 生命价值原则

59. 非医师行医受到的处罚为

A. 给予治安管理处罚

B. 五年内禁止从事医疗卫生服务

C. 吊销执业证书

D. 追究刑事责任

E. 没收违法所得和药品、医疗器械,并罚款

60. 下列各项中不属于特殊管理药品的是

A. 麻醉药品

B. 仿制药品

C. 精神药品

D. 放射性药品

E. 医疗用毒性药品

A2 型选择题(61~98 题)

答题说明

每一道试题是以一个小案例出现的,其下面都有 A、B、C、D、E 五个备选答案。请从中选择一个最佳答案。

61. 患者,女,43 岁。汗热味咸而黏、如珠如油,身灼肢温,虚烦躁扰,恶热,口渴饮冷,皮肤皱瘪,小便极少,面赤颧红,呼吸急促,唇舌干燥,脉细数疾。其辨证是

A. 亡阳证

B. 亡阴证

C. 阳证

D. 阴虚证

E. 热证

62. 患者,女,32 岁。胸胁胀满疼痛,乳房胀痛,情志抑郁,痛经,经血紫暗有块,舌紫暗有瘀点瘀斑,脉弦涩。其辨证是

A. 气虚血瘀证

B. 气血两虚证

C. 气不摄血证

D. 气随血脱证

E. 气滞血瘀证

63. 患者发热恶热,烦躁,口渴喜饮,汗多,大便秘结,小便短黄,面色赤,舌红,苔黄燥,脉数有力。属于

A. 火淫证

B. 风淫证

C. 燥淫证

D. 湿淫证

E. 暑淫证

64. 患者,男,46 岁。腹痛腹泻 2 天,日泻 10 余次水便,经治已缓,目前口渴心烦,皮肤干瘪,眼窝凹陷,舌淡白苔薄黄,脉细无力。属于

A. 津亏

B. 阴虚

C. 亡阴

D. 外燥

E. 实热

65. 患者,女,35 岁。神情抑郁,表情淡漠,喃喃独语,举止失常,面色晦暗,胸闷,呕恶,舌苔白腻,脉滑。其辨证是

A. 痰蒙心神证

B. 风痰上扰证

C. 肝气郁结证

D. 痰火扰神证

E. 热扰心神证

66. 患者,女,21 岁。昨日因受凉出现鼻塞流清涕,今日又现咳嗽,痰色白,有恶寒感,不发热,舌淡苔薄,脉浮。其辨证是

A. 寒痰阻肺

B. 风寒犯肺

C. 脾肺气虚

D. 痰湿阻肺

E. 肺阳虚

67. 患者,女,18 岁。因高考将至,用脑过度,致夜晚难以入睡,睡后易醒,不易再入眠。伴记忆力减退,心悸,纳呆,腹胀,便溏。属于

A. 心肾不交

B. 心脾两虚

C. 心血不足

D. 脾气亏虚

E. 心火上炎

68. 患者,女,33 岁。面色苍黄,胁肋、乳房胀痛,善太息,纳呆,便溏,月经不调。属于

A. 肝郁脾虚

B. 脾虚有湿

C. 心脾两虚

D. 肝气郁结

E. 气滞血瘀

69. 患者,女,30 岁。产后近 2 个月经常便秘,数日一行,兼见神疲乏力,头晕心悸,面色淡白,舌淡脉细。属于

A. 热盛伤津

B. 阴寒内结

C. 阴液亏虚

D. 气血两亏

E. 肾阴不足

70. 患者,男,50 岁。突然心痛剧烈,面色青灰,口唇青紫,冷汗淋漓,肢冷脉微。属于

A. 心气不足

B. 肺气郁闭

C. 心阳暴脱

D. 心阳虚衰

E. 心肾阳虚

71. 患者,女,48 岁。烦躁失眠 1 年余,容易受惊,口苦泛恶,胸胁胀满,舌红苔黄腻,脉滑数。属于

A. 心肾不交

B. 心脾两虚

C. 胆郁痰扰

D. 肝火炽盛

E. 心火上炎

72. 患者,男,21 岁。患者 2 天前进食烧烤后出现腹痛泄泻,泻下黄糜,黏滞不爽,肛门灼热。属于

A. 大肠湿热

B. 伤食积滞

C. 肝郁脾虚

D. 湿热蕴脾

E. 肝胆湿热

73. 患者,男,23 岁。厌食油腻食物,兼见胁肋灼热胀痛,口苦泛呕,身目发黄,便溏不爽,舌红苔黄腻,脉濡数。属于

A. 寒湿困脾

B. 脾胃虚弱

C. 食滞胃脘

D. 湿热蕴脾

E. 肝胆湿热

74. 患者,男,50 岁。3 年来腰部时常酸痛,腰部肌肉僵硬,久坐加重,舌质淡暗,边有瘀点。针灸治疗除主穴外,应加取

A. 膈俞、次髎

B. 肾俞、足三里

C. 命门、腰阳关

D. 悬钟、太冲

E. 肾俞、太溪

75. 患者,男,43 岁。3 日来头痛如裹,痛无休止,肢体困重,苔白腻,脉濡。针灸治疗除主穴外,宜取

A. 风门、列缺

B. 曲池、大椎

C. 丰隆、中脘

D. 阴陵泉、头维

E. 足临泣、太冲

76. 患者,女,27 岁。大便排出困难,腹中冷痛,面色㿠白,畏寒喜暖,小便清长,舌淡苔白,脉沉迟。治疗除主穴外,还应加用

A. 合谷、内庭

B. 太冲、中脘

C. 脾俞、气海

D. 神阙、关元

E. 足三里、气海

77. 患者,女,30岁。寐而易醒,头晕耳鸣,腰膝酸软,五心烦热,舌红,脉细数。除主穴外,还应选取

A. 行间、侠溪

B. 心俞、脾俞

C. 心俞、胆俞

D. 太溪、肾俞

E. 足三里、内关

78. 患者,女,26岁。每至经期出现腹痛,痛势绵绵,月经色淡,量少,伴面色苍白,倦怠无力,舌淡,脉细弱。治疗除三阴交、关元、足三里外,宜选取

A. 太冲、血海

B. 关元、归来

C. 太冲、气海

D. 太溪、肾俞

E. 气海、脾俞

79. 患者,男,38岁。右上齿痛半年,隐隐作痛,时作时止,脉沉。针灸治疗在合谷、颊车、下关的基础上,应加取

A. 外关、风池

B. 内庭、二间

C. 太溪、行间

D. 风池、侠溪

E. 风池、太冲

80. 患者,女,60岁。暴病耳聋1周,鸣声隆隆,伴畏寒,发热,脉浮,宜在听会、翳风、中渚、侠溪基础上,加取

A. 外关、合谷

B. 行间、丘墟

C. 丰隆、阴陵泉

D. 气海、足三里

E. 肾俞、肝俞

81. 患者,男,30岁。口角歪向右侧,左眼不能闭合2天,左侧额纹消失。治疗应选取

A. 手足少阳经

B. 手足太阴经

C. 手足太阳经

D. 手足厥阴经

E. 手足阳明经

82. 患儿,男,11岁。患儿自幼常有夜间遗尿,每晚有时1~2次,需家人将其唤醒,形体较瘦弱,精神不振,肢冷畏寒,智力迟钝,腰腿乏力,脉沉细,舌淡。属于

A. 心肾不交

B. 心火上炎

C. 肾阳不足

D. 脾虚下陷

E. 脾肺气虚

83. 患者,男,39岁。左侧腰腿部疼痛,表现为左臀、大腿后侧、小腿后侧呈阵发性、放射性疼痛。针灸治疗应选

A. 足太阳和足阳明经穴

B. 足阳明和足少阳经穴

C. 足少阳和足太阴经穴

D. 足少阳和足太阳经穴

E. 足少阳和足少阴经穴

84. 患者,男,50岁。局部皮肤麻木、疼痛、功能减退,治疗首选

A. 留罐法

B. 走罐法

C. 闪罐法

D. 刺血拔罐法

E. 留针拔罐法

85. 患者,男,56岁。下肢疼痛重着,苔白腻,脉濡缓,临床辨证为着痹,治疗除主穴外还应加用

A. 阴陵泉、足三里

B. 大椎、曲池

C. 膈俞、血海

D. 太冲、内关

E. 率谷、外关

86. 患者,女,30岁。恶寒发热,鼻塞流涕,咳嗽,头痛,脉浮。针灸治疗选取的主穴是

A. 列缺、合谷、肺俞、太渊、大椎

B. 鱼际、尺泽、膻中、肺俞、定喘

C. 列缺、合谷、外关、太阳、风池

D. 太渊、肺俞、合谷、鱼际、三阴交

E. 尺泽、肺俞、膏肓、太溪、足三里

87. 患者,男,36岁。因情绪激动,突发右上腹绞痛,疼痛部位拒按,可向肩背部放射,胁肋疼痛,走窜不定,胸闷不舒,舌质淡,苔薄白,脉弦。针灸

治疗时除主穴外,还应选取

A. 大椎、曲池

B. 太冲、丘墟

C. 迎香、四白

D. 内关、足三里

E. 行间、阴陵泉

88. 患者,男,18 岁。左侧面瘫,口角歪斜,继发于感冒发热,舌红,苔黄腻。治疗除针刺主穴外,还应选用的是

A. 下关

B. 曲池

C. 风池

D. 水沟

E. 迎香

89. 患者,女,48 岁。两膝关节红肿热痛,兼身热、口渴,舌苔黄燥,脉滑数。治疗除选取主穴外,还应加用的腧穴是

A. 大椎、曲池

B. 血海、曲池

C. 脾俞、气海

D. 脾俞、胃俞

E. 肾俞、合谷

90. 患者,女,35 岁。胃脘部隐痛,痛处喜按,空腹痛甚,纳后痛减,伴胃脘灼热,似饥而不欲食,咽干口燥,大便干结,舌红少津,脉弦细。治疗应首选

A. 内关、天枢、中脘、膈俞

B. 内关、足三里、中脘、胃俞

C. 内关、天枢、中脘、太冲

D. 内关、足三里、中脘、下脘、梁门

E. 足三里、中脘、内关、三阴交、内庭

91. 患者,女,28 岁。初产妇,产后乳汁不足。治疗首选的穴位是

A. 中冲

B. 隐白

C. 少泽

D. 少冲

E. 大敦

92. 患者,女,20 岁。咽喉肿痛,用三棱针点刺放血,首选的穴位是

A. 鱼际

B. 少商

C. 尺泽

D. 中渚

E. 太渊

93. 患者,男,33 岁。下牙疼痛 2 天,用远部配穴法治疗,应取的腧穴是

A. 合谷

B. 内庭

C. 陷谷

D. 颊车

E. 下关

94. 患者,男,50 岁。腰痛 2 年,疼痛主要在腰脊两侧。本病之病位在

A. 足少阴肾经

B. 足厥阴肝经

C. 足少阳胆经

D. 足太阳膀胱经

E. 督脉

95. 患者,女,53 岁。2 小时前突然发现右半身麻木,言语不利。现神志清,头晕目眩,苔白腻,脉弦滑。其诊断是

A. 中经络,风痰阻络证

B. 中经络,肝阳暴亢证

C. 中经络,阴虚风动证

D. 中脏腑,气虚血瘀证

E. 中脏腑,阴虚风动证

96. 患者,男,40 岁。恶寒发热 2 天,恶寒重,发热轻,肢体酸楚,苔薄白,脉浮紧。取大椎穴宜采用的刺灸法是

A. 刺络出血

B. 捻转补法

C. 提插补法

D. 温灸大椎

E. 毫针平补平泻

97. 患者,女,50 岁。家属代诉:刚才与人争吵,突然昏倒,不省人事。现面色苍白,汗出,四肢逆冷,脉细缓。治疗应首选

A. 百会、神庭、印堂、太阳

B. 百会、四神聪、水沟、承浆

C. 通天、四神聪、神门、液门

D. 水沟、合谷、足三里、中冲

E. 三阴交、合谷、神门、大陵

98. 患者,女,43 岁。眩晕半年,加重 1 周,伴神疲乏力,面色白,时有心悸,夜寐欠安,舌淡,脉细。治

疗应首选

A.风池、肝俞、肾俞、行间

B.中脘、内关、解溪、头维

C.百会、上星、风池、丰隆

D.百会、太阳、印堂、合谷

E.脾俞、足三里、气海、百会

B1 型选择题(99~150 题)

答题说明

以下提供若干组考题,每组考题共用在考题前列出的 A、B、C、D、E 五个备选答案。请从中选择一个最佳答案。某个备选答案可能被选择一次、多次或不被选择。

A.怒

B.喜

C.思

D.悲

E.恐

99.属于"火"之五志是

100.属于"木"之五志是

A.心与肺

B.心与肾

C.脾与肾

D.肝与肾

E.肺与肾

101.上述各项,体现藏泻互用关系的两脏是

102.上述各项,体现水火既济关系的两脏是

A.膀胱

B.三焦

C.小肠

D.大肠

E.胆

103.主液的腑是

104.主津的腑是

A.推动作用

B.温煦作用

C.防御作用

D.固摄作用

E.营养作用

105.上述气的作用,可驱除病邪的是

106.上述气的作用,可维持体温相对恒定的是

A.显于风关

B.达于气关

C.未超风关

D.透关射甲

E.达于命关

107.邪气入络,邪浅病轻者,食指络脉的表现是

108.邪气入经,邪深病重者,食指络脉的表现是

A.咳嗽,咳痰稀白

B.咳嗽,痰多泡沫

C.咳喘,咳痰黄稠

D.咳嗽,痰少难咳

E.咳喘,痰多易咳

109.热邪壅肺证,可见

110.燥邪犯肺证,可见

A.清热泻火,生津润燥

B.清热泻火,除烦止渴

C.清热泻火,泻下攻积

D.清热燥湿,泻肝火

E.清热燥湿,泻火解毒

111.知母具有的功效是

112.黄连具有的功效是

A.血热便血痔血

B.劳嗽咯血

C.瘀血尿血

D.妇女虚寒崩漏下血

E.中焦虚寒出血

113.槐花的主治病证是

114.白及的主治病证是

A.五味子

B.赤石脂

C.乌梅

D.肉豆蔻

E.莲子

115.具有涩肠止泻,敛疮生肌功效的药物是

116.具有涩肠止泻,收敛止血功效的药物是

A.玉女煎

B.芍药汤

C.龙胆泻肝汤

D.清胃散

E.黄连解毒汤

117.牙痛龈肿,口气热臭,舌红苔黄,脉滑数者,治宜选用

118.齿松牙衄,烦热干渴,舌红苔黄而干者,治宜选用

A.山栀、大黄

B.白术、黄芩

C.青黛、诃子

D.地龙、当归

E.枳壳、荆芥

119.补阳还五汤组成药物中含有

120.咳血方组成药物中含有

A.解表化湿,理气和中

B.宣畅气机,清利湿热

C.清热泻火,利水通淋

D.利湿消肿,理气健脾

E.燥湿运脾,行气和中

121.藿香正气散的功用是

122.平胃散的功用是

A.手阳明大肠经

B.足阳明胃经

C.足太阳膀胱经

D.手太阳小肠经

E.足少阳胆经

123.起于目内眦的经脉是

124.起于目锐眦的经脉是

A.带脉、中极、阴陵泉

B.三阴交、足三里、次髎

C.足三里、肝俞、脾俞

D.三阴交、足三里、气海

E.三阴交、中极、次髎

125.痛经实证宜选取的穴位是

126.痛经虚证宜选取的穴位是

A.乳腺增生

B.乳腺囊肿

C.乳腺纤维瘤

D.乳腺炎

E.乳管内乳头状瘤

127.出现乳房肿胀,发红,灼热,疼痛明显,可能的疾病是

128.出现乳头有血性分泌物,可能的疾病是

A.血尿酸

B.血 β_2 - 微球蛋白

C.血清尿素氮

D.内生肌酐清除率

E.血肌酐

129.反映肾小球滤过功能的主要指标是

130.能较准确反映肾实质受损的情况的指标是

A.心力衰竭

B.心房颤动

C.完全性房室传导阻滞

D.心肌炎

E.甲状腺功能减退症

131.出现大炮音的常见疾病是

132.出现第一心音强弱不等的常见疾病是

A.氯丙嗪

B.苯妥英钠

C.苯巴比妥

D.左旋多巴

E.苯海索

133.对药物引起的呕吐有镇吐作用的药物是

134.治疗氯丙嗪所引起的锥体外系反应的药物是

A.α 受体阻滞药

B.β 受体阻滞药

C.钙通道阻滞药

D. 利尿药

E. 血管紧张素转换酶抑制药

135. 治疗高血压伴心率过快,应首选

136. 治疗高血压伴心力衰竭,应首选

A. 诱发或加重感染

B. 骨质疏松

C. 肾上腺危象

D. 高血压

E. 诱发或加重胃、十二指肠溃疡

137. 糖皮质激素突然停药引起的不良反应是

138. 糖皮质激素对消化系统的影响是

A. 显性感染

B. 隐性感染

C. 潜伏性感染

D. 病原体携带状态

E. 病原体被清除

139. 感染过程中最易识别的表现形式是

140. 感染过程中最常见的表现形式是

A. 呼吸道传染病

B. 肠道传染病

C. 人畜共患病

D. 虫媒传染病

E. 性传播疾病

141. 乙型肝炎属

142. 甲型肝炎属

A. 伤寒

B. 乙脑

C. 流脑

D. 流感

E. 人感染高致病性禽流感

143. 上述各传染病,属细菌感染,血常规检查白细胞减少的是

144. 上述各传染病,属病毒感染,血常规检查白细胞增高的是

A. 青霉素

B. 甘露醇

C. 头孢菌素

D. 糖皮质激素

E. 肝素

145. 暴发型流行性脑脊髓膜炎休克型出现 DIC,应及早应用的药物是

146. 暴发型流脑脑膜脑炎型出现脑水肿,为防止脑疝及呼吸衰竭,应选用的药物是

A. 经济标准

B. 疗效标准

C. 社会标准

D. 行为标准

E. 科学标准

147. 评价医务人员医疗行为是否符合道德及道德水平高低的重要标志,是

148. 评价医疗行为是否有利于人类生存环境的保护和改善,是

A. 医疗事故赔偿

B. 申请再次鉴定

C. 处理医疗事故工作

D. 首次医疗事故技术鉴定工作

E. 再次医疗事故技术鉴定工作

149. 可以双方当事人协商解决

150. 卫生行政部门负责

A1 型选择题(1～30 题)

> **答题说明**
> 每一道试题下面有 A、B、C、D、E 五个备选答案。请从中选择一个最佳答案。

1. 慢性阻塞性肺疾病表寒肺热证,其中医治法是
   A. 解表清里,化痰平喘
   B. 清热化痰,宣肺平喘
   C. 宣肺散寒,清热化痰
   D. 温肺化痰,清热解表
   E. 解表清里,化痰降逆

2. 治疗支原体肺炎热闭心神证,应首选的方剂是
   A. 桑菊饮与青霉素
   B. 麻杏石甘汤与阿昔洛韦
   C. 清营汤与红霉素
   D. 生脉散与左氧氟沙星
   E. 竹叶石膏汤与麦迪霉素

3. 下列各项,对左心衰竭没有诊断意义的是
   A. 咳吐粉红色泡沫样痰
   B. X 线检查见肺门蝶状阴影
   C. 端坐呼吸
   D. 漂浮导管检查 PCWP > 12mmHg
   E. 心电图 P_2 高尖,≥0.25mV

4. 治疗快速性心律失常气阴两虚证,应首选
   A. 人参养荣汤
   B. 天王补心丹
   C. 归脾汤
   D. 养心汤
   E. 生脉散

5. 治疗原发性高血压肝肾阴虚型,应首选
   A. 龙胆泻肝汤
   B. 天麻钩藤饮
   C. 镇肝息风汤
   D. 杞菊地黄丸
   E. 二仙汤

6. 消化性溃疡胃络瘀阻证的治法是
   A. 疏肝理气,健脾和胃
   B. 温中散寒,健脾和胃
   C. 健脾养阴,益胃止痛
   D. 清胃泄热,疏肝理气
   E. 活血化瘀,通络和胃

7. 中医学认为肝硬化之病位主要在

   A. 肝、胆、脾、胃
   B. 肝、胆、肺、肾
   C. 肝、心、脾、肾
   D. 肝、脾、肾
   E. 肝、心、脾

8. 慢性肾衰竭血瘀证的治疗措施是
   A. 高蛋白、高热量饮食,血府逐瘀汤
   B. 低蛋白、高热量饮食,桃红四物汤
   C. 高蛋白、低热量饮食,补阳还五汤
   D. 高蛋白、低胆固醇饮食,当归补血汤
   E. 低蛋白、高热量饮食,六味地黄丸

9. 原发免疫性血小板减少症破坏血小板的主要场所在
   A. 骨髓
   B. 肝脏
   C. 脾脏
   D. 肾脏
   E. 淋巴结

10. 治疗甲状腺功能亢进症气滞痰凝证,应首选
    A. 逍遥散合二陈汤
    B. 天王补心丹
    C. 知柏地黄丸
    D. 生脉散
    E. 龙胆泻肝汤

11. 急性脑出血有脑疝形成征象,应首选的措施是
    A. 脑 CT 检查
    B. 脑 MRI 检查
    C. 腰椎穿刺
    D. 快速静脉推注利尿剂
    E. 脑血管造影

12. 对诊断一氧化碳中毒最有意义的辅助检查是
    A. 高铁血红蛋白浓度测定
    B. 血液碳氧血红蛋白浓度测定
    C. 血氧饱和度测定
    D. 脑电图检查
    E. 头颅 CT 检查

13. 穿好无菌手术衣和戴好灭菌手套以后,无菌区是

A. 胸部以上,腰部以下

B. 上肢和整个胸腹部

C. 上肢、胸部和背部

D. 肩部、上肢和胸部

E. 肩以下的上肢,腰以上的前胸部和侧胸

14. 关于溶血性反应的治疗,下列哪项是错误的

A. 抗休克

B. 保护肾功能

C. 防治弥散性血管内凝血

D. 换血治疗

E. 使用抗组胺药物

15. 术后一般监测不包括

A. 心电监测

B. 肾功能监测

C. 血容量监测

D. 呼吸功能监测

E. 体温监测

16. 肾损伤的卧床时间是

A. 1～2 周

B. 2～4 周

C. 3～5 周

D. 4～6 周

E. 5～7 周

17. 治疗肠梗阻肠腑热结证,应首选的方剂是

A. 调胃承气汤

B. 复方大承气汤

C. 小承气汤

D. 增液承气汤

E. 大黄牡丹皮汤

18. 下列不属于带状疱疹局部治疗药物的是

A. 龙胆紫溶液

B. 阿昔洛韦

C. 无环鸟苷

D. 阿糖胞苷

E. 益康唑

19. 胎盘的功能不包括

A. 保护母体

B. 防御和合成

C. 营养物质供应

D. 气体交换

E. 排出胎儿代谢产物

20. 异位妊娠最常发生的部位是

A. 子宫颈

B. 卵巢

C. 阔韧带

D. 输卵管

E. 腹腔

21. 下列各项,不属于妊娠剧吐临床表现的是

A. 择食、食欲缺乏

B. 恶心呕吐频繁

C. 呕吐物中有胆汁或咖啡渣样物

D. 脉搏增快

E. 体温升高

22. 治疗产后小便频数与失禁肾虚证的首选方剂是

A. 补气通脬饮

B. 加味四物汤

C. 木通散

D. 黄芪当归散

E. 肾气丸

23. 下列各项中,不属于宫颈炎症的常见证型的是

A. 热毒蕴结

B. 湿热下注

C. 脾虚湿盛

D. 肾阳虚损

E. 肾阴亏虚

24. 治疗肝肾阴虚型绝经综合征的治法是

A. 滋肾养阴,佐以潜阳

B. 益阴扶阳

C. 温肾扶阳

D. 健脾温肾

E. 滋养肝肾,育阴潜阳

25. 幼儿期的年龄段范围是

A. 出生后脐带结扎至生后满 28 日

B. 出生后 28 日至 1 周岁

C. 1～3 周岁

D. 3～7 周岁

E. 7 周岁至青春期来临

26. 下列特点可概括为"纯阳之体"的是

A. 脏腑娇嫩,形气未充

B. 生机蓬勃,发育迅速

C. 发病容易,传变迅速

D. 脏气清灵,易趋康复

E. 易寒易热,易虚易实

27. 病毒性心肌炎的中医病因是
    A. 暑湿疫毒
    B. 麻毒时邪
    C. 温热邪毒
    D. 暑温邪毒
    E. 疫疠之邪

28. 肾病综合征应用肾上腺皮质激素的长程疗法,其疗程是
    A. 1～3 个月
    B. 2～4 个月
    C. 3～6 个月
    D. 5～7 个月
    E. 9～12 个月

29. 下列关于小儿营养性缺铁性贫血的描述,错误的是
    A. 起病较缓,面唇渐苍白,疲乏无力
    B. 食欲减退,异食癖,消化不良
    C. 呈大细胞性贫血
    D. 烦躁不安,注意力不集中
    E. 血清铁蛋白减少

30. 维生素 D 缺乏性佝偻病肾虚骨弱证的治法是
    A. 平肝息风
    B. 调和营卫
    C. 补中益气
    D. 健脾补肾,填精补髓
    E. 补气养血

A2 型选择题(31～78 题)

答题说明

每一道试题是以一个小案例出现的,其下面都有 A、B、C、D、E 五个备选答案。请从中选择一个最佳答案。

31. 患者,女,32 岁。气粗息涌,喉中痰鸣如吼,胸闷胁胀,咳呛阵作,咳痰色黄,黏浊稠厚,咳吐不利,烦闷不安,汗出,面赤,口苦,口渴喜饮,不恶寒,舌红苔黄腻,脉滑数。治疗应首选的方剂是
    A. 小青龙加石膏汤
    B. 桑白皮汤
    C. 清金化痰汤
    D. 麻杏甘石汤
    E. 定喘汤

32. 患者,女,40 岁。突起呼吸困难,两肺满布以呼气相为主的哮鸣音,无湿啰音,心率 100 次/分,心界不大,心脏听诊无杂音,并见咳嗽,痰涎稀白,口不渴,面色晦滞带青,形寒肢冷,舌苔白滑,脉浮紧。应首先考虑的治疗药物是
    A. β₂受体激动剂与射干麻黄汤
    B. 氨茶碱与玉屏风散
    C. 毛花苷 C 与六君子汤
    D. 异丙肾上腺素与金匮肾气丸
    E. 糖皮质激素与定喘汤

33. 患者,男,50 岁。一天来寒战高热(39.6℃),咳嗽伴左胸痛,咳痰呈砖红色胶冻状,量多,查体轻发绀,BP 80/50mmHg,左肺叩浊,呼吸音低,X

线胸片左肺呈多发性蜂窝状阴影,最可能的诊断为
    A. 肺炎链球菌肺炎,休克型
    B. 葡萄球菌肺炎
    C. 厌氧菌肺炎
    D. 军团菌肺炎
    E. 克雷白杆菌肺炎

34. 患者,男,53 岁。有慢性肺源性心脏病病史,咳嗽痰多,色白黏腻,气短喘息,脘痞纳少,倦怠乏力,舌质淡,苔薄腻,脉滑。其中医治法是
    A. 清肺化痰,降逆平喘
    B. 涤痰开窍,息风止痉
    C. 温肾健脾,化饮利水
    D. 补肺纳肾,降气平喘
    E. 健脾益肺,化痰降气

35. 患者,男,75 岁。高血压病 30 年。血压控制不佳,一直未予重视,近来自觉乏力,腰酸,双目模糊,食欲减退,时有恶心,来医院就诊,查血压 160/95mmHg,尿常规提示蛋白质(＋)、红细胞(＋),血清肌酐 425μmol/L。目前患者禁用的药物是
    A. β 受体阻滞剂

B. 血管紧张素转换酶抑制剂

C. 利尿剂

D. 双嘧达莫

E. α 受体阻滞剂

36. 患者,男,49 岁。慢性胃炎 3 年。胃脘隐痛,嘈杂,口干咽燥,五心烦热,舌红少津,脉细。治疗应首选的方剂是

A. 四君子汤加减

B. 益胃汤加减

C. 失笑散合丹参饮加减

D. 柴胡疏肝散加减

E. 三仁汤加减

37. 患者,女,62 岁。诊为肝硬化。症见腹大胀满,按之如囊裹水,下肢浮肿,怯寒懒动,精神困倦,脘腹痞胀,得热则舒,食少便溏,舌苔白,脉缓。治疗应首选的方剂是

A. 实脾饮加减

B. 调营饮加减

C. 一贯煎合膈下逐瘀汤加减

D. 中满分消丸合茵陈蒿汤加减

E. 柴胡疏肝散和胃苓汤加减

38. 患者,男,65 岁。近期发现肝大(肋下 4cm),质硬,有大小不等的结节,伴低热、纳差、轻度黄疸,HBsAg(+),ALT 40U/L,AFP 800μg/L。最可能的诊断是

A. 急性黄疸性肝炎

B. 慢性活动性肝炎

C. 大结节性肝硬化

D. 原发性肝癌

E. 胆汁性肝硬化

39. 患者,女,36 岁。患风心病 10 年,近来心悸、胸闷痛、气短、下肢浮肿、尿少。数分钟前突然晕倒,意识丧失,皮肤苍白,唇绀,大动脉搏动扪不到,呼吸停止。其诊断是

A. 脑栓塞

B. 急性左心衰竭

C. 癫痫大发作

D. 心脏性猝死

E. 急性右心衰竭

40. 患者,女,30 岁。腰痛、尿频、尿急,血压 160/100mmHg,尿蛋白(+),沉渣红细胞 8 ~ 10 个/高倍视野,白细胞 15 ~ 20 个/高倍视野。肾盂造影示右肾缩小,肾盏扩张。最可能的诊断是

A. 慢性肾炎

B. 慢性肾盂肾炎

C. 多囊肾

D. 肾结核

E. 肾盂积液

41. 患者,女,20 岁。因皮肤紫癜 1 个月,高热、口腔黏膜血疱、牙龈出血不止 2 天住院。肝、脾、淋巴结不大,胸骨无压痛。化验:Hb 40g/L,WBC 2.0 × 10^9/L,RBC 15 × 10^9/L。骨髓增生极度减低,全片未见巨核细胞。其诊断是

A. 急性再生障碍性贫血

B. 慢性再生障碍性贫血

C. 急性白血病

D. 血小板减少性紫癜

E. 过敏性紫癜

42. 患者,男,27 岁。颈前肿胀 5 个月,伴眼突,烦躁易怒,手指颤抖,多汗,面红目赤,头晕目眩,口苦咽干,大便秘结,舌红苔黄,脉弦数。治疗应首选的方剂是

A. 龙胆泻肝汤

B. 逍遥散

C. 天王补心丹

D. 柴胡疏肝散

E. 镇肝息风汤

43. 患者,女,55 岁。体重 76kg,身高 160cm。因多饮、多尿确诊为 2 型糖尿病。经饮食治疗和运动锻炼,2 个月后空腹血糖为 8.8mmol/L,餐后 2 小时血糖 13.0mmol/L。进一步治疗应选择

A. 加磺脲类降血糖药物

B. 加双胍类降血糖药物

C. 加胰岛素治疗

D. 加口服降血糖药和胰岛素

E. 维持原饮食治疗和运动

44. 患者,男,56 岁。类风湿关节炎 10 年,出现关节肿大,僵硬冷痛,畏寒,四肢厥冷,小便清长,舌质淡,苔白,脉沉迟。其中医辨证及治疗的方剂是

A. 痰瘀互结,小活络丹

B. 阴阳两虚,补天大造丸

C. 阴虚内热,知柏地黄丸

D. 肾阳亏虚,金匮肾气丸

E. 风寒湿阻,蠲痹汤

45. 患者,男,52 岁。突发脑出血,头痛,呕吐,昏迷,血压 180/90mmHg,应迅速给予

A. 止血治疗

B. 降血压治疗

C. 降颅压治疗

D. 维持生命体征

E. 防治血管痉挛

46. 患者,男,65 岁。因颜面及下肢反复浮肿 4 年,加重 2 个月入院。现症见面浮身肿,按之凹陷不起,面色晦滞,畏寒肢冷,腰膝酸软,神疲纳呆,舌嫩淡胖有齿痕,苔白,脉沉细。治疗应首选的方剂是

A. 苓桂术甘汤

B. 济生肾气丸合真武汤

C. 五苓散

D. 五皮饮合胃苓汤

E. 越婢加术汤

47. 患者因乏力就诊,骨穿示增生减低,考虑为再生障碍性贫血。现面色苍白,倦怠乏力,头晕心悸,手足心热,腰膝酸软,畏寒肢冷,齿鼻衄血,舌质淡,苔白,脉细无力。中医治法是

A. 滋阴助阳,益气补血

B. 补肾助阳,益气养血

C. 滋阴补肾,益气养血

D. 清热凉血,解毒养阴

E. 补肾活血

48. 患者,女,46 岁。身目黄染,寒热往来,右胁疼痛,牵引肩背,口苦口渴,呕吐恶心,大便秘结,小便黄赤,舌质红,苔黄腻,脉弦数。治疗应首选的方剂是

A. 甘露消毒丹

B. 茵陈蒿汤

C. 犀角散

D. 大柴胡汤

E. 茵陈四苓散

49. 患者,男,20 岁。初起颜面部红肿热痛,肿势局限,可见一个脓头,3 ~ 5 日化脓,出脓即愈。应首先考虑的是

A. 疖

B. 痈

C. 急性淋巴管炎

D. 急性淋巴结炎

E. 痤疮

50. 患者,男,32 岁。左下肢红、肿、热、痛,边界不清,压痛明显。应首先考虑的是

A. 疖

B. 痈

C. 疽

D. 丹毒

E. 急性蜂窝织炎

51. 患者,男,20 岁。跌伤后枕部着地,伤后有意识障碍约 20 分钟,清醒后出现头昏并呕吐多次,有逆行性遗忘。应首先考虑的诊断是

A. 脑震荡

B. 脑挫伤

C. 原发性脑干损伤

D. 硬膜外血肿

E. 继发性脑干损伤

52. 患者,女,40 岁。突发腹痛,并逐渐转移至右下腹,进行性加剧,右下腹压痛、反跳痛阳性,腹皮挛急,可摸及包块,壮热,恶心纳差,便秘,舌红,苔黄腻,脉滑数。治疗可与大黄牡丹汤合用的方剂是

A. 红藤煎剂

B. 透脓散

C. 白虎汤

D. 犀角地黄汤

E. 托里消毒散

53. 患者,女,39 岁。诊断为急性胰腺炎,症见全腹疼痛,痛而拒按,发热,口苦而干,脘腹胀满,小便短赤,大便秘结,舌红,苔黄腻,脉滑数。其辨证是

A. 肝郁气滞

B. 肠胃热结

C. 肝胆湿热

D. 肝郁脾虚

E. 血瘀内停

54. 患者,男,65 岁。甲状腺癌患者,肿块坚硬如石,推之不移,局部僵硬,形体消瘦,皮肤枯槁,声音嘶哑,腰酸无力,舌苔红,少苔,脉沉细数。治疗

应首选的方剂是

A.海藻玉壶汤合逍遥散

B.桃红四物汤合海藻玉壶汤

C.通窍活血汤合养阴清肺汤

D.柴胡疏肝散合海藻玉壶汤

E.龙胆泻肝汤合藻药散

55.患者,男,70岁,吸烟史40年,咳痰带血1个月,伴消瘦,无明显发热,应首先考虑的诊断是

A.肺癌

B.肺炎

C.支气管扩张症

D.肺结核

E.肺纤维瘤

56.患者,女,28岁。周期性无痛性便血2年,呈滴血,新鲜,量较多,痔核较大,便时痔核脱出肛外,便后能自行还纳。应首先考虑的诊断是

A.Ⅰ期内痔

B.Ⅱ期内痔

C.Ⅲ期内痔

D.Ⅳ期内痔

E.血栓外痔

57.患者,男,30岁。5天前有不洁性生活史,昨天发现尿道口红肿发痒,轻度刺痛,排尿不适,今晨排尿时尿道外口刺痛约热,排尿后减轻,尿道口有黄色黏稠的脓性分泌物。应首先考虑的诊断是

A.梅毒

B.淋病

C.尖锐湿疣

D.慢性前列腺炎

E.前列腺增生症

58.患者,女,25岁。右手中指不慎刺伤,初起时指端有针刺样疼痛而后出现指端剧烈跳痛,触之痛甚,肿胀明显。头痛,畏寒,发热,纳呆,失眠,舌质红,苔黄,脉数。中医辨证是

A.热盛肉腐证

B.湿热火盛证

C.火毒结聚证

D.热毒壅盛证

E.瘀滞化热证

59.患者,女,35岁,已婚。平素月经(4~5)/(40~60)

天,经量中等,现停经65天,黄体酮试验无出血。最可能的诊断是

A.继发闭经

B.子宫内膜结核

C.早期妊娠

D.卵巢早衰

E.垂体性闭经

60.患者,女,28岁,已婚。孕16周,妊娠合并心脏病,现症见心悸怔忡,面色不华,头晕目眩,失眠多梦,舌淡,脉细弱。治疗应首选的方剂是

A.养心汤

B.归脾汤

C.真武汤合五苓散

D.补阳还五汤合栝蒌薤白半夏汤

E.柏子仁丸

61.患者,女,33岁,已婚。产后小便不通,小腹胀急疼痛,坐卧不安,伴腰酸膝软,头晕耳鸣,面色晦暗,舌淡,苔薄润,脉沉细无力。治疗应首选的方剂是

A.补中益气扬

B.济生肾气丸

C.木通散

D.补气通脬饮

E.举元煎

62.患者,女,30岁,已婚。停经9周左右开始出现阴道不规则出血10余天,有时可见水泡状组织排出,下腹隐痛,呕吐剧烈,食入即吐,汤水难咽。查人绒毛膜促性腺激素值明显高于正常妊娠月份值。应首先考虑的诊断是

A.先兆流产

B.异位妊娠

C.葡萄胎

D.难免流产

E.不全流产

63.患者,女,42岁,已婚。月经后期,经行量多有块,色暗,平素白带量多黏稠,下腹胀痛,体胖多痰,舌质胖紫,苔白腻,脉沉滑。B超示:单发性子宫肌瘤(2cm×2cm×3cm)。治疗应首选的方剂是

A.苍附导痰丸

B.清宫消癥汤

C. 少腹逐瘀汤

D. 开郁二陈汤

E. 小半夏加茯苓汤

64. 患者,女,31 岁。患无排卵性功血,经来无期,经量或多或少,色淡质稀,畏寒肢冷,腰腿酸软,舌淡苔薄白,脉沉细。治疗应首选的方剂是

A. 清热固经汤

B. 右归丸

C. 左归丸合二至丸

D. 固本止崩汤合举元煎

E. 四物汤合失笑散

65. 患者,女,23 岁。患痛经,经前小腹冷痛,得热痛减,量少,色暗,有血块,畏寒肢冷,舌淡暗,苔白腻,脉沉紧。治疗应首选的方剂是

A. 膈下逐瘀汤

B. 少腹逐瘀汤

C. 清热调血汤

D. 八珍益母汤

E. 调肝汤

66. 患者,女,30 岁。诊断盆腔炎 5 天,出现神昏谵语,口渴欲饮,烦躁不宁 1 天,体温 39℃,舌红绛,苔黄燥,脉弦细数。治疗应首选的方剂是

A. 青蒿鳖甲汤

B. 大黄牡丹汤

C. 清营汤

D. 五味消毒饮

E. 白虎汤

67. 患者,女,49 岁,已婚。子宫颈脱出于阴道口 1 月,劳累或向下屏气后加重,下腹下坠,神倦乏力,少气懒言,面色无华,舌淡红,苔薄白,脉缓弱。治疗应首选的方剂是

A. 龙胆泻肝汤

B. 五味消毒饮

C. 补中益气汤

D. 大补元煎

E. 知柏地黄丸

68. 患者产后小便频数,夜尿尤多,头晕耳鸣,腰膝酸软,面色晦暗,舌淡,苔白滑,脉沉细无力,两尺尤弱。属于

A. 血瘀型

B. 气虚型

C. 肾虚型

D. 产伤型

E. 脾虚型

69. 患儿,女,3 岁。发热 2 天,咳嗽气急,双肺下部啰音固定。突然烦躁,面色苍白,口唇发绀,心率快 170 次/分,心音低钝,肝脏增大,查心电图,T 波低平。其诊断是

A. 支气管肺炎,风寒闭肺证

B. 支气管肺炎,风热闭肺证

C. 支气管肺炎,心阳虚衰证

D. 支气管肺炎,邪陷厥阴证

E. 间质性肺炎,风热犯肺证

70. 患儿,男,5 岁。浮肿 5 天。肢体浮肿,咳嗽,气急,心悸,胸闷,烦躁不能平卧,口唇青紫,指甲发绀,舌苔白,脉细无力。治疗应首选的方剂是

A. 真武汤

B. 参附汤

C. 己椒苈黄丸

D. 附子泻心汤

E. 五皮饮

71. 患儿,男,8 岁。发热、咽痛 1 天后出疹。查体:体温 39.5℃,颜面潮红,环口苍白圈,咽喉红肿,可见脓液,颈部、躯干、四肢见弥漫性红色皮疹,以皮肤皱褶处为多。舌质红,苔薄黄,脉浮数。诊断为

A. 麻疹,邪犯肺卫证

B. 风疹,邪入气营证

C. 猩红热,邪侵肺卫证

D. 猩红热,毒炽气营证

E. 猩红热,疹后阴伤证

72. 患儿,女,7 岁。发热 1 周,伴咽痛、躯干部皮疹。查体:T 38.6℃,咽充血,扁桃体 II 度肿大,两侧颈部可触及肿大的淋巴结,肝脾肿大,躯干部见红色斑丘疹,压之退色。舌质红,苔黄,脉数。血常规示白细胞 $12 \times 10^9/L$,异型淋巴细胞 16%。其诊断是

A. 川崎病

B. 麻疹

C. 传染性单核细胞增多症

D. 猩红热

E. 风湿热

73. 患儿,女,8 岁。面部及四肢皮肤突然出现瘀点瘀斑,色泽鲜红,伴见鼻衄,尿色红赤,心烦,口渴,舌红,脉数有力。治疗应首选的方剂是
    A. 麻黄连翘赤小豆汤
    B. 银翘散
    C. 连翘败毒散
    D. 黄连解毒汤
    E. 犀角地黄汤

74. 患儿,男,8 岁。因"阴茎增大,伴遗精,身高增长加速近 1 年"来院就诊。现症见:阴茎增大,可勃起,阴囊皮肤色素加深,伴有潮热、盗汗、五心烦热,舌红,少苔,脉细数。治疗应首选的方剂是
    A. 知柏地黄丸
    B. 丹栀逍遥散
    C. 栀子清肝散
    D. 金匮肾气丸
    E. 柴胡疏肝散

75. 患儿,女,4 岁。有哮喘病史,此次喘促迁延不愈月余,动则喘甚,面白少华,形寒肢冷,小便清长,伴有咳嗽痰多,喉间痰鸣,舌质淡,苔白腻,脉细弱。其辨证是
    A. 寒性哮喘
    B. 热性哮喘
    C. 虚实夹杂
    D. 肺脾气虚
    E. 肾虚不纳

76. 患儿,男,4 岁。咳嗽 1 周,痰多壅盛,色白而稀,喉间痰声辘辘,胸闷,神乏困倦,纳呆,舌淡红,苔白腻,脉滑。其辨证是
    A. 气虚咳嗽
    B. 风热咳嗽
    C. 痰湿咳嗽
    D. 风寒咳嗽
    E. 痰热咳嗽

77. 患儿,男,5 岁。近 3 日来脘痛胀痛,疼痛拒按,不思乳食,嗳腐吞酸,时有呕吐,吐物酸馊,腹痛欲泻,泻后痛减,矢气频作,粪便秽臭,夜卧不安,舌淡红,苔厚腻,脉象沉滑。治疗应首选的方剂是
    A. 小建中汤合理中丸
    B. 大承气汤
    C. 香砂平胃散
    D. 少腹逐瘀汤
    E. 养脏汤

78. 患儿,男,6 岁。双侧腮腺漫肿已 5 天,近日热退、腮肿渐消退,现又出现睾丸肿痛,痛引睾腹。治疗应首选的方剂是
    A. 银翘散
    B. 导赤散
    C. 温胆汤
    D. 龙胆泻肝汤
    E. 丹栀逍遥丸

A3 型选择题(79 ~ 120 题)

答题说明

以下提供若干个案例,每个案例下设 3 道考题。请根据题干所提供的信息,在每一道考题下面的 A、B、C、D、E 五个备选答案中选择一个最佳答案。

(79 ~ 81 题共用题干)
患者,男,78 岁。肺气肿病史 30 年,长期咳嗽、咯痰,伴气短喘憋。近 3 天来病情加重。现症见:呼吸困难,浅短难续,张口抬肩,咳嗽,痰白如沫,心悸气喘,夜间不能平卧,形寒汗出,舌质暗紫,苔白润,脉沉细无力。实验室检查:血气分析 PaO_2 50mmHg,$PaCO_2$ 60mmHg,pH 7.30。

79. 其病证诊断是
    A. 支气管扩张症,痰浊阻肺证

    B. 急性呼吸窘迫综合征,脾肾阳虚证
    C. 肺炎,肺脾气虚证
    D. 慢性呼吸衰竭,肺肾气虚证
    E. 慢性呼吸衰竭,脾肾阳虚证

80. 其中医治法是
    A. 祛湿化痰,活血化瘀
    B. 益气温阳,固脱救逆
    C. 补益肺肾,纳气平喘
    D. 补益肺脾,化湿利水

E.养阴清热,解毒散结

81.治疗应首选的方剂是

A.涤痰汤合至宝丹

B.补肺汤合参蛤散

C.真武汤合五苓散

D.补肺汤合独参汤

E.二陈汤合三子养亲汤

(82~84题共用题干)

患者,女,23岁。劳累后出现尿频、尿急、尿痛,现发热寒战,全身疼痛,时有恶心呕吐。查体:体温39.4℃,心率116次/分,肋腰点有压痛,肾区叩击痛。症见小便频数,灼热刺痛,色黄赤,小腹拘急胀痛,腰痛拒按,恶寒发热,大便秘结,舌质红,苔薄黄腻,脉滑数。

82.最可能的诊断是

A.膀胱炎

B.急性肾盂肾炎

C.尿道炎

D.慢性肾盂肾炎

E.尿道综合征

83.其中医辨证是

A.肝胆郁热证

B.肾阴亏虚证

C.湿热中阻证

D.脾气虚弱证

E.膀胱湿热证

84.治疗应首选的方剂是

A.参芪地黄汤

B.八正散

C.小蓟饮子

D.黄连解毒汤

E.导赤散

(85~87题共用题干)

患者,男,30岁。主诉:乏力3个月,伴左上腹饱胀感。体检:浅表淋巴结未触及,肝未触及,脾大肋下5cm。辅助检查:血常规 Hb 90g/L,WBC 170×10⁹/L,PLT 300×10⁹/L,原粒细胞0.01,晚幼粒0.4,杆状核0.34,分叶核0.1,嗜碱性粒细胞0.02,中性粒细胞碱性磷酸酶(NAP)测定呈阴性反应。

85.最可能的诊断是

A.缺铁性贫血

B.再生障碍性贫血

C.急性白血病

D.原发免疫性血小板减少症

E.慢性髓细胞性白血病

86.如需明确诊断,应首选做的检查是

A.肝脾B超

B.腹部CT

C.骨髓检查和活检

D.血沉

E.蛋白电泳

87.治疗最常用的药物是

A.环磷酰胺

B.泼尼松

C.柔红霉素

D.阿霉素

E.羟基脲

(88~90题共用题干)

患者,男,58岁。有高血压病史10年,于用力排便时,突然出现剧烈头痛、呕吐,右侧肢体活动不利、失语,随即出现意识模糊,测血压210/120mmHg,右侧瘫痪。

88.最可能的诊断是

A.蛛网膜下腔出血

B.脑出血

C.脑栓塞

D.脑血栓形成

E.短暂脑缺血发作

89.为明确诊断,应首选下列哪项检查

A.脑脊液检查

B.CT

C.MBI

D.头颅X线平片

E.脑电图

90.该患者治疗中,下列哪项不恰当

A.20%甘露醇快速静点

B.控制血压在140/90mmHg左右

C.保持呼吸道通畅

D.保持安静

E.防治感染

(91～93题共用题干)

患者,男,65岁。患慢性肝炎10余年。近1个月来出现腹大,按之不坚,胁下胀满疼痛,纳食减少,食后作胀,嗳气不爽,小便短少。查体:周身皮肤发黄,腹胀大,胁下可及癥块,双下肢轻微浮肿。苔白腻,脉弦。

91.诊断是
- A.消化性溃疡
- B.原发性肝癌
- C.病毒性肝炎
- D.慢性胃炎
- E.肝硬化

92.中医证型是
- A.寒湿困脾证
- B.气滞湿阻证
- C.湿热蕴脾证
- D.肝脾血瘀证
- E.脾肾阳虚证

93.治疗应首选的方剂是
- A.调营饮
- B.五苓散
- C.柴胡疏肝散
- D.实脾饮
- E.中满分消丸

(94～96题共用题干)

患者,男,65岁。近8年来夜尿由2～3次渐增至4～5次,排尿涩滞不畅,昨晚发生小便欲解不能,小腹急满胀痛,舌质紫暗,脉涩,直肠指诊前列腺增大约5.5 cm×4.1 cm×3.3cm,中央沟消失,质韧有弹性,光滑无结节。

94.首先考虑的疾病是
- A.泌尿系结核
- B.前列腺炎
- C.前列腺增生症
- D.膀胱结石
- E.神经源性膀胱

95.其选择的治法应是
- A.补中益气,制约膀胱

B.滋肾养阴,清利膀胱

C.补肾温阳,化气行水

D.活血化瘀,通气利水

E.行气活血,通窍利尿

96.治疗应首选的方剂是
- A.济生肾气丸
- B.补中益气汤
- C.沉香散
- D.前列腺汤
- E.八正散

(97～99题共用题干)

患者,男,45岁。便时出血2个月,色鲜红,点滴而下,无疼痛,伴有块物自肛门内脱出,能自行复位,肛门灼热,舌红,苔薄黄腻,脉弦数。

97.应首先考虑的诊断是
- A.内痔
- B.肛裂
- C.肛瘘
- D.脱肛
- E.肛门直肠脓肿

98.外敷首选的药物是
- A.金黄膏
- B.白玉膏
- C.冲和膏
- D.消痔膏
- E.青黛膏

99.内痔应首选的方剂是
- A.补中益气汤
- B.槐花散
- C.脏连丸
- D.仙方活命饮
- E.透脓散

(100～102题共用题干)

患者,女,45岁。双侧乳房肿块伴胀痛6个月。肿块和胀痛月经前明显,经后肿块稍有缩小,疼痛减轻,乳头有时有白色溢液,月经量少色淡,腰酸乏力。月经史无异常。查体:双侧乳房有结节样及片块样肿块,按之疼痛,肿块质韧不硬,表面不规则,与周围组织分界不清。舌质淡,苔薄白,脉沉细。

辅助检查:B超提示双侧乳房内散在多个不均匀的低回声区。

100. 最可能的诊断是
   A. 乳腺纤维腺瘤
   B. 急性乳腺炎
   C. 乳腺增生病
   D. 积乳囊肿
   E. 乳腺癌

101. 中医证型是
   A. 冲任失调证
   B. 气血两虚证
   C. 肝郁痰凝证
   D. 气滞血瘀证
   E. 气脱证

102. 治疗应首选
   A. 逍遥蒌贝散
   B. 四物汤
   C. 柴胡疏肝散
   D. 二仙汤
   E. 复元活血汤

(103～105 题共用题干)

患者,女,28 岁,已婚。产后 7 天,高热寒战,体温在 38～40℃,小腹疼痛拒按,恶露量较多,色紫暗如败酱,有臭味,烦躁口渴,尿少色黄。舌红苔黄,脉数有力。

103. 最可能的诊断是
   A. 产褥感染
   B. 产褥中暑
   C. 晚期产后出血
   D. 产后关节痛
   E. 产褥期抑郁症

104. 中医治疗宜选用
   A. 安宫牛黄丸
   B. 解毒活血汤
   C. 大黄牡丹皮汤
   D. 清营汤
   E. 五味消毒饮合失笑散

105. 对该病人应加强护理,下列哪项对患者的疾病不利
   A. 注意营养,多饮水

   B. 取平仰卧位
   C. 保持外阴清洁
   D. 体温高可用物理降温
   E. 注意床边隔离,防止交叉感染

(106～108 题共用题干)

患者,女,68 岁。多产妇,绝经 18 年,近 2 年下腹坠胀,阴中有物突出,劳则加剧,神疲乏力,少气懒言,面色无华,舌淡,苔白,脉缓弱。查体:宫颈外口位于处女膜缘,有较大溃疡形成。

106. 其诊断是
   A. 子宫脱垂,Ⅲ度
   B. 子宫脱垂,Ⅰ度轻型
   C. 子宫脱垂,Ⅰ度重型
   D. 子宫脱垂,Ⅱ度轻型
   E. 子宫脱垂,Ⅱ度重型

107. 中医证型是
   A. 肾气亏虚证
   B. 中气下陷证
   C. 湿热下注证
   D. 气虚血瘀证
   E. 肝肾亏损证

108. 治疗最恰当的手术术式是
   A. 阴道前壁修补术
   B. 腹式子宫全切术
   C. Manchester 手术
   D. 阴道子宫全切及阴道前壁修补术
   E. 阴道纵隔形成术

(109～111 题共用题干)

患者,女,30 岁,已婚。妊娠 8 个月,面目、肢体浮肿,皮薄而光亮,按之凹陷,伴胸闷,气短懒言,口淡而腻,食欲不振,大便溏薄,下肢逆冷,腰膝酸软,小便短少,舌质胖嫩,苔白润,边有齿痕,脉白滑。

109. 辨证是
   A. 气血虚弱证
   B. 肝风内动证
   C. 气滞湿阻证
   D. 脾虚肝旺证
   E. 脾肾两虚证

110. 治法是

A. 调补气血

B. 健脾利水

C. 补肾温阳,化气利水

D. 理气行滞,除湿消肿

E. 健脾化湿,平肝潜阳

111. 治疗应首选

A. 八珍汤

B. 白术散

C. 真武汤

D. 半夏白术天麻汤

E. 正气天香散

(112~114 题共用题干)

患儿,女,2 岁。春季发病,发热 2 天,体温38~38.5℃,有汗,口渴喜饮,咳嗽,流黄涕,打喷嚏,恶心,呕吐 2 次,吐物酸腐,不思饮食,时有腹痛,大便酸臭,夹有不消化食物,溲黄。查体:咽红,乳蛾肿大,心肺(-),腹胀拒按,稀便。舌质红,苔黄腻,指纹紫滞至风关。

112. 最准确的诊断是

A. 咳嗽

B. 感冒夹滞

C. 伤食吐

D. 伤食泻

E. 腹痛

113. 最恰当的治法是

A. 消食化积

B. 和胃导滞

C. 消食导滞

D. 辛凉解表,兼消食导滞

E. 宣肺止咳

114. 治疗应首选的方剂是

A. 桑菊饮

B. 保和丸

C. 香砂平胃散

D. 大安丸

E. 银翘散合保和丸

(115~117 题共用题干)

患儿,男,9 岁。反复发作哮喘 3 年。近 2 日发热面红,咳喘哮鸣,声高息涌,痰稠色黄,胸闷,渴喜冷饮,小便黄赤,大便秘结,2 日未行,舌红,苔黄腻,脉滑数,指纹紫。

115. 辨证是

A. 毒热闭肺证

B. 风热郁肺证

C. 阴虚肺热证

D. 热性哮喘

E. 虚实夹杂

116. 治法是

A. 清热化痰,止咳定喘

B. 降气化痰,补肾纳气

C. 辛凉宣肺,化痰止咳

D. 养阴清肺,润肺止咳

E. 清热解毒,泻肺开闭

117. 治疗应首选

A. 射干麻黄汤合都气丸

B. 沙参麦冬汤

C. 麻杏甘石汤

D. 黄连解毒汤合麻杏甘石汤

E. 金匮肾气丸

(118~120 题共用题干)

患儿,男,5 岁,因发热、咳嗽 1 周,浮肿、尿少 5 天入院。现面白身重,气短乏力,纳呆便溏,自汗出。查体:全身明显水肿,呈凹陷性,血压 110/60mmHg。舌淡胖,苔薄白,脉虚弱。尿检:蛋白(+++),红细胞 5~7 个/高倍视野,血浆白蛋白23g/L,胆固醇9.2mmol/L。

118. 该患儿最可能的诊断是

A. 急性肾小球肾炎

B. 病毒性肾炎

C. 单纯性肾病

D. 肾炎性肾病

E. 慢性肾小球肾炎

119. 治疗首选的药物是

A. 泼尼松

B. 青霉素

C. 环孢素 A

D. 硝普钠

E. 雷公藤多苷

120. 中医治疗应首选

A.六味地黄丸加黄芪　　　　　　　　　　D.防己黄芪汤合五苓散

B.五味消毒饮合小蓟饮子　　　　　　　　E.防己黄芪汤合己椒苈黄丸

C.己椒苈黄丸合参附汤

B1 型选择题(121~150 题)

答题说明

以下提供若干组考题,每组考题共用在考题前列出的 A、B、C、D、E 五个备选答案。请从中选择一个最佳答案。某个备选答案可能被选择一次、多次或不被选择。

A.甲胎蛋白含量测定

B.肝动脉造影

C.肝穿刺活检

D.磁共振检查

E.B 型超声检查

121.目前肝癌的主要诊断依据是

122.目前肝癌筛查的首选检查方法是

A.丙戊酸钠

B.苯妥英钠

C.卡马西平

D.扑痫酮

E.乙琥胺

129.治疗癫痫阵挛性发作,应首选的药物是

130.治疗癫痫部分性发作,应首选的药物是

A.呋塞米

B.泼尼松

C.环磷酰胺

D.麦考酚吗乙酯

E.双嘧达莫

123.肾病综合征应首选的治疗药物是

124.肾病综合征激素抵抗型应首选的治疗药物是

A.回阳救逆

B.温中补虚,降逆止痛

C.温中补虚,降逆止呕

D.回阳救逆,散寒通滞

E.温经散寒,养血通脉

131.当归四逆汤的功用是

132.四逆汤的功用是

A.丙酸睾酮

B.输注全血

C.造血干细胞移植

D.抗生素

E.输注红细胞

125.治疗再障应首选的药物是

126.再障见严重贫血者应首选的措施是

A.痈

B.丹毒

C.气性坏疽

D.蝼蛄疖

E.火陷证

133.属于特异性感染的是

134.属于全身性感染的是

A.平胃散合桃红四物汤加减

B.血府逐瘀汤加减

C.肾气丸加减

D.丹参饮加减

E.六味地黄丸加减

127.治疗糖尿病痰瘀互结证,宜用

128.治疗糖尿病脉络瘀阻证,宜用

A.尿频、尿急、尿痛

B.进行性排尿困难

C.尿道口滴白

D.无痛性血尿

E.突发腰腹痛伴血尿

135.属于前列腺增生症症状的是

136.属于泌尿系结石症状的是

A. 驱蛔承气汤

B. 桃仁承气汤

C. 甘遂通结汤

D. 复方大承气汤

E. 温脾汤

137. 治疗肠梗阻气滞血瘀证,宜用

138. 治疗肠梗阻肠腑寒凝证,宜用

A. 见红

B. 规律宫缩,伴进行性宫颈管消失,宫口扩张和胎先露部下降

C. 宫缩持续 1 分钟及以上,间歇 1~2 分钟

D. 子宫收缩时间短而不恒定

E. 清晨出现夜间消失

139. 假临产的特点是

140. 临产的特点是

A. 妊娠 20 周前阴道出血或腹痛

B. 妊娠 28 周前阴道反复无痛性出血

C. 子宫软,大小与停经月份不相符

D. 孕晚期反复无痛性阴道出血

E. 孕晚期或分娩期腹痛伴阴道出血

141. 胎盘早剥表现出的症状是

142. 前置胎盘孕晚期表现出的症状是

A. 无色透明黏性白带

B. 白色凝乳状或豆渣样带下

C. 灰黄色泡沫状带下

D. 淘米水样白带伴恶臭气味

E. 灰白色均质稀薄带下伴腥臭味

143. 细菌性阴道病白带的性状是

144. 外阴阴道假丝酵母菌病白带的性状是

A. 清热利湿

B. 解表化湿

C. 温脾化湿

D. 运脾燥湿

E. 利水渗湿

145. 胎黄湿热熏蒸证的治法是

146. 胎黄寒湿阻滞证的治法是

A. 健运脾胃,益气养血

B. 补脾养心,益气养血

C. 扶正固本,温补脾胃

D. 温补脾肾,益精生血

E. 滋养肝肾,益精生血

147. 营养性缺铁性贫血脾胃虚弱证的治法是

148. 营养性缺铁性贫血肝肾阴虚证的治法是

A. 透疹凉解汤

B. 银翘散

C. 桑菊饮

D. 清胃解毒汤

E. 清解透表汤

149. 治疗风疹邪郁肺卫证,应首选的方剂是

150. 治疗水痘邪郁肺卫证,应首选的方剂是

参 考 答 案

第 一 单 元

1. E	2. E	3. D	4. E	5. E	6. E	85. A	86. C	87. B	88. D	89. A	90. E
7. C	8. B	9. B	10. C	11. D	12. E	91. C	92. B	93. A	94. D	95. B	96. D
13. C	14. E	15. E	16. E	17. A	18. A	97. D	98. E	99. B	100. A	101. D	
19. D	20. D	21. B	22. B	23. E	24. C	102. B	103. C	104. D	105. C	106. B	
25. C	26. E	27. E	28. A	29. A	30. E	107. A	108. B	109. C	110. D	111. A	
31. E	32. A	33. E	34. A	35. E	36. A	112. E	113. A	114. E	115. B	116. B	
37. A	38. A	39. C	40. B	41. D	42. E	117. D	118. A	119. D	120. C	121. A	
43. D	44. D	45. C	46. E	47. B	48. A	122. E	123. C	124. E	125. E	126. D	
49. A	50. A	51. C	52. B	53. A	54. E	127. E	128. E	129. D	130. E	131. C	
55. E	56. A	57. B	58. E	59. E	60. E	132. B	133. A	134. E	135. B	136. E	
61. B	62. E	63. A	64. A	65. A	66. B	137. C	138. E	139. A	140. B	141. A	
67. B	68. A	69. D	70. C	71. C	72. A	142. B	143. E	144. B	145. B	146. B	
73. E	74. A	75. D	76. D	77. D	78. E	147. B	148. C	149. A	150. C		
79. C	80. A	81. E	82. C	83. D	84. C						

第 二 单 元

1. D	2. C	3. E	4. E	5. D	6. E	85. E	86. C	87. E	88. B	89. B	90. B
7. D	8. B	9. C	10. A	11. D	12. B	91. E	92. B	93. C	94. C	95. E	96. C
13. E	14. E	15. C	16. B	17. B	18. E	97. A	98. D	99. C	100. C	101. A	
19. A	20. D	21. A	22. E	23. E	24. E	102. D	103. A	104. E	105. B	106. C	
25. C	26. B	27. C	28. E	29. C	30. D	107. B	108. D	109. E	110. B	111. B	
31. E	32. A	33. E	34. E	35. B	36. B	112. B	113. D	114. E	115. D	116. A	
37. A	38. D	39. D	40. B	41. A	42. A	117. C	118. C	119. A	120. D	121. A	
43. B	44. D	45. C	46. B	47. A	48. D	122. E	123. E	124. C	125. A	126. E	
49. A	50. E	51. A	52. A	53. B	54. C	127. A	128. B	129. A	130. C	131. E	
55. A	56. B	57. B	58. A	59. C	60. B	132. D	133. E	134. E	135. E	136. E	
61. B	62. C	63. D	64. B	65. B	66. C	137. B	138. E	139. D	140. B	141. E	
67. C	68. C	69. C	70. C	71. C	72. C	142. D	143. E	144. B	145. A	146. C	
73. E	74. A	75. C	76. C	77. C	78. D	147. A	148. E	149. B	150. B		
79. D	80. C	81. B	82. B	83. E	84. B						